Über die Bildung der Harn- und Gallensteine

Von

Professor Dr. L. Lichtwitz
Göttingen

Mit 18 Abbildungen im Text und auf 8 Tafeln

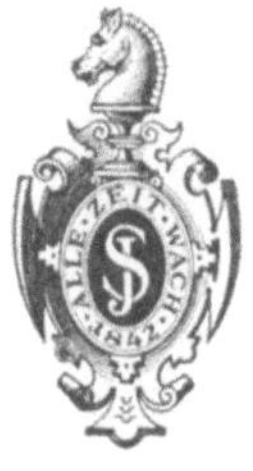

Springer-Verlag Berlin Heidelberg GmbH

1914

ISBN 978-3-662-22931-6 ISBN 978-3-662-24873-7 (eBook)
DOI 10.1007/978-3-662-24873-7

Ursprünglich erschienen bei Julius Springer in Berlin 1914.

Inhaltsverzeichnis.

Inhaltsverzeichnis

Literaturverzeichnis.

1. Abderhalden und Hanslian, Beitrag zur Kenntnis der Zusammensetzung der Blasensteine von Bewohnern Kleinasiens. Zeitschr. f. physiol. Chem. **80**. 1912. 113.
2. Adami und Aschoff, On the myelins, myelin bodies and potential fluid crystals of the organism. Proc. Roy. Soc. London **78**. 1906.
3. Ameseder, F., Chemische Untersuchungen an verkalkten Aorten. Zeitschr. f. physiol. Chem. **85**. 1913. 324.
4. Anitschkow, N., Die pathologischen Veränderungen innerer Organe bei experimenteller Cholesterinesterverfettung. Deutsche med. Wochenschr 1913. 740.
5. — und Cholatow, Über experimentelle Cholesterinsteatose und ihre Bedeutung für die Entstehung einiger pathologischer Prozesse. Zeitschr. f. allg. Path. u. path. Anat. **24**. 1913. 1.
6. Aschoff, L., Histologische Untersuchungen über die Harnsäureablagerungen. Verh. d. Deutschen Path. Ges. Meran 1900.
7. — Über Konkrementbildungen. Verh. d. V. internat. Path.-Kongr. Turin 1912. 327.
8. — Zur Frage der Cholesterinbildung in der Gallenblase. Münchener med. Wochenschr. 1906. 1846.
9. — Wie entstehen die reinen Cholesterinsteine? Münchener med. Wochenschr. 1913. 1750.
10. — Bemerkungen zur Arbeit von Mc Nee. Deutsche med. Wochenschr. 1913. 996.
11. — und Bacmeister. Die Cholelithiasis. Jena 1909.
12. Autenrieth und Funk, Die Bestimmung des Gesamtcholesterins in Blut und Organen. Münchener med. Wochenschr. 1913. 1243.
13. Bacmeister, Die Entstehung des Gallensteinleidens. Ergebn. d. inn. Med. u. Kinderheilk. **11**. 1913. 1.
14. — und Henes Untersuchungen über den Cholesteringehalt des menschlichen Blutes bei verschiedenen inneren Erkrankungen. Deutsche med. Wochenschr. 1913. Nr. 12.
15. — Untersuchungen über Cholesterinausscheidung in menschlichen Gallen. Biochem. Zeitschr. **26**. 1910. 223.
16. — und Havers, Zur Physiologie und Pathologie des Cholesterinstoffwechsels. Deutsche med. Wochenschr. 1914. Nr. 8.
17. — Der Ausfall des Cholesterins in der Galle und seine Bedeutung für die Genese der Gallensteine. Münchener med. Wochenschr. 1908. Nr. 5 bis 7.
18. — Zur Genese der Gallensteine. Münchener med. Wochenschr. 1908. Nr. 17.
19. Baisch, Über die Natur der Kohlehydrate des menschlichen Harns. Zeitschr. f. physiol. Chem. **23**. 1893. 193; **19**. 1894. 339; **20**. 1894. 249.
20. Baldauf, The chemistry of atheroma and calcification. Journ. of Med. Research. **15**. 1907. 355.

21. Bechhold, Die Kolloide in Biologie und Medizin. Dresden 1912.
22. — Zeitschr. f. physiol. Chem. **48**. 1904.
23. — und Ziegler, Vorstudien über Gicht. Biochem. Zeitschr. **20**. 1909. 189; **24**. 1910. 146.
24. Biltz, W., Über die gegenseitige Beeinflussung kolloidal gelöster Stoffe. Ber. d. Deutsch. chem. Gesellsch. **37**. 1904. 1095.
25. — Zeitschr. f. physikal. Chem. **48**. 1904.
26. — und Kröhnke, Ber. d. Deutschen chem. Ges. **37**. 1904. 1745.
27. Bonanni, zit. nach Maly **32**.
28. Bornemann, Die sogenannten „Bakteriensteine" im Nierenbecken. Frankfurter Zeitschr. f. Path. **14**. 1913. 458.
29. Boysen, Über Struktur und die Pathogenese der Gallensteine. Berlin 1909.
30. Brand, Beitrag zur Kenntnis der menschlichen Galle. Pflügers Arch. **90**. 1912.
31. Brasher, A case of alternating oxaluria and phosphaturia. Bristol med.-chir. Journ. **31**. 1913. 21.
32. Brugsch und Schittenhelm, Der Nucleinstoffwechsel und seine Störungen. Jena 1910.
33. Buchholz, H., Die Löslichkeit des oxalsauren Kalkes im Harn. Inaug.-Diss. Göttingen 1913.
34. Bürger und Beumer, Zur Lipoidchemie des Blutes. Berliner klin. Wochenschr. 1913. 112.
35. Bunge, G., Zur quanititativen Analyse des Blutes. Zeitschr. f. Biol. **12**. 1876. 191.
36. Chauffard, Font-Réaulx et Laroche, Nature cholestérinique des Plaques blanches Rétiniennes dans un cas de Rétinite albumin. Soc. Biol. **73**. 283.
37. — Pathogénie des rétinites albuminuriques. Semaine méd. 1912. 193.
38. — Laroche et Grigaut, Évolution de la Cholestérinémie au cours de l'état gravidique et puerpérale. Soc. Biol. **70**. 1911. 536.
39. — — — Recherches sur l'origine de la Cholestérine biliaire. Soc. Biol. **74**. 1913. 1005, 1093.
40. Churton, Th., Schmidts Jahrb. **210**. 1886.
41. Chvostek, Xanthelasma und Ikterus. Zeitschr. f. klin. Med. **73**. 1911. 519.
42. Cramer, J. P., The pathogenesis of gallstones. Journ. of exper. Med. **9**. 1907.
43. Cytronberg, Über die Cholesterase der Blutkörperchen. Biochem. Zeitschr. **45**. 1912. 281.
44. v. Czylharz, Fuchs und v. Fürth, Über die analytische Zusammensetzung der menschlichen Galle. Biochem. Zeitschr. **49**. 1913. 120.
45. Davydow, Über schleimigen Harn. Biochem. Zeitschr. **15**. 1909. 185.
46. Determeyer und Wagner, Untersuchungen über die Bedingungen der Lösung und der Fällung der Harnsäure im Harn. Biochem. Zeitschr. **7**. 1908. 369.
47. Dezani, S., Untersuchungen über den Ursprung des Cholesterins. Giorn. della r. accad. di med. di Torino. **76**. 1913. 149.
48. Dochmann. Zur Lehre von der Galle und zur Theorie der Gallensteinbildung. Maly. **20**. 1890. 270.
49. Ebbecke, Über die Ausscheidung nichtdialysabler Stoffe durch den Harn. Biochem. Zeitschr. **12**. 1908. 485.
50. Ebstein, W., Die Natur und Behandlung der Harnsteine. Wiesbaden 1884.
51. — Bemerkungen zur Pathogenese der Urolithiasis. Deutsche med. Wochenschr. 1908. 1377.
52. — und Nikolaier, Über die Ausscheidung der Harnsäure durch die Nieren. Virchows Arch. **143**. 1896. 337.
53. Eliacheff, Mém. d. l. Soc. de Biol. 1891. 3.
54. Eskuchen, E., Über funktionelle Albuminurie. Inaug.-Diss. Göttingen 1912.

55. Exner und Heyrovsky, Zur Pathogenese der Cholelithiasis. Wiener klin. Wochenschr. 1908. Nr. 7.
56. Finsterer, Über Harnblasensteine. Deutsche Zeitschr. f. klin. Chir. **80.** 1906. 414.
57. Fischer, B., Über Lipämie und Cholesterinämie bei Diabetes melitus. Virchows Arch. **172.** 1903.
58. Fischer, H., und Meyer-Betz, Über das Verhalten des Hemibilirubins beim Gesunden und Leberkranken. Münchener med. Wochenschr. 1912. 799.
59. Flint, A., Experimental researches into a new excretory function of the liver; consisting in the removal of cholesterine from the blood and its discharge from the body in the form of stercorin. Amer. Journ. of the med. Sc. Okt. 1862.
60. Fraser und Gardner, Der Ursprung und das Schicksal des Cholesterins im tierischen Organismus. Proc. Roy. Soc. London **82.** 1910. 559.
61. Frerichs, Klinik der Leberkrankheiten. 1862. II. Bd. 449.
62. Freundlich, Capillarchemie. Leipzig 1909.
63. — und Losev, Zeitschr. f. physik. Chem. **59.** 1907. 284.
64. Fromholdt und Nersesoff, Beiträge zur Urobilinfrage. 3. Zeitschr. f. exper. Path. u. Therap. **11.** 1912. 400.
65. Fürbringer, Zur Lehre vom Diabetes melitus. Arch. f. klin. Med. **16.** 1875. 499.
66. Galecki und Kastorski, Über die gegenseitige Fällung kolloid gelöster Stoffe. Kolloid-Zeitschr. **13.** 1913. 143.
67. Gérard, E., Solubilité de la Cholestérine animale dans quelques éléments de la bile. Soc. Biol. **1.** 1905. 348.
68. Goodmann, Über den Einfluß der Nahrung auf die Ausscheidung von Gallensäure und Cholesterin durch die Galle. Hofmeisters Beitr. **9.** 1907. 91.
69. Goto, Über die Lösung der Harnsäure durch Nucleinsäure. Zeitschr. f. physiol. Chem. **30.** 1900. 473.
70. Grigaut, Procédé colorimétr. de dosage de la cholestérine dans l'organisme. Soc. Biol. **68.** 1910. 791 u. 827; **73.** 200.
71. — et L'Huillier, Hypercholestérinémie d'origine alimentaire chez le chien. Soc. Biol. **73.** 304.
72. — Laudat et Weill, Dosage des lipoides dans le sérum sanguin. Soc. Biol. **74.** 1913. 898.
73. — et Laroche, Sur l'origine de la Cholestérine et la valeur de la Théorie de Flint. Soc. Biol. **73.** 413.
74. Gudzent, Pysikal.-chem. Untersuchungen über das Verhalten der Harnsäure in Lösungen. Zeitschr. f. physiol. Chem. **60.** 1909. 25 u. 38; **63.** 1909. 455.
75. — Zur Frage der Anomalie der Harnsäurelöslichkeit (kolloide Harnsäure). Zeitschr. f. physiol. Chem. **89.** 1914. 253.
76. Hammarsten, Lehrb. d. physiol. Chem. 7. Aufl. 1910.
77. v. Hansemann, Ein Beitrag zur Entstehung der Gallensteine. Virchows Arch. **154.** 1898. 380.
78. Heller, Fl., Die Harnkonkretionen. Wien 1860.
79. Henderson in Huppert-Neubauer, Analyse des Harns. 11. Aufl. 1910.
80. Herrmann und Neumann, Über den Lipoidgehalt des Blutes normaler und schwangerer Frauen sowie neugeborener Kinder. Biochem. Zeitschr. **43.** 1912. 47.
81. Hersch-Ben Kutner, Über Fibrinurie. Inaug.-Diss. Berlin. 1907.
82. Herter, Über die Herkunft des Cholesterins der Gallensteine. Proc. Soc. Exp. Biol. and Med. **1.** 1904. 17.
83. His, W., und Paul, Physikal.-chem. Untersuchungen über das Verhalten der Harnsäure und ihrer Lösungen. Zeitschr. f. physiol. Chem. **31.** 1900. 1 u. 65.

84. Höber, O., Physikalische Chemie der Zelle und Gewebe. 3. Aufl. Leipzig 1911.
85. Höper, O., Über die Entstehung der Harncylinder. Inaug.-Diss. Göttingen 1912.
86. Hofmann, Fr., Entstehung von Harnsteinen durch fremde Körper in der Blase. Arch. d. Heilk. 1874. 5/6. Zit. nach Maly. **5**. 1875. 149.
87. Hofmeister, Experimentelles über Gewebsverkalkung. Münchener med. Wochenschr. 1909. 1977.
88. Hopkins, Feeding experiments illustrating the importance of accessory factors in normal dietaries. Journ. of Physiol. **44**. 1912. 425.
89. Hoppe-Seyler, Med. chem. Untersuchg. 490.
90. Hürthle, Über die Fettsäurecholesterinester des Blutserums. Zeitschr. f. physiol. Chem. **21**. 331.
91. Huppert in Neubauer u. Vogel, Analyse des Harns. 9. Aufl. Wiesbaden 1890.
92. Iscovesco, Extraction totale de la cholestérine du sérum sanguin. Soc. Biol. **72**. 1912. 257.
93. — Genaue oder klinische Cholesterinbestimmung im Blutserum. Soc. Biol. **72**. 1912. 318.
94. — Le dosage de la cholestérine du sérum (A propos de la Note de M. Grigaut). Soc. Biol. **72**. 1912. 1021.
95. Israel, zit. nach Posner.
96. Jakobson, Berliner Ber. **6**. 1873. 1026.
97. Jankau, Über Cholesterin- und Kalkausscheidung in der Galle. Arch. f. exper. Path. u. Pharm. **39**.
98. Kauders, Über den Cholesterin- und Cholesterinestergehalt des Blutes verschiedener Tiere. Biochem. Zeitschr. **55**. 1913. 96.
99. Kausch, Über den Gehalt der Leber und der Galle an Cholesterin. Inaug.-Diss. Straßburg 1891.
100. Kawamura, Die Cholesterinesterverfettung. Jena 1911.
101. Kehr, Drei Jahre Gallenchirurgie. München 1908.
102. v. Kittlitz, J., Beitrag zur Kenntnis der Phosphaturie. Inaug.-Diss. Leipzig 1909.
103. Kleefeld, Über die bei Punktion, Operation und Sektion der Gallenblase konstatierten pathologischen Veränderungen des Inhalts. Inaug.-Diss. Straßburg 1894.
104. Kleinschmidt, Die Harnsteine. Berlin 1911.
105. Klemperer, G., Untersuchungen über die Lösungsverhältnisse der Harnsäure im Urin. 20. Kongr. f. inn. Med. Wiesbaden 1902. 219.
106. — Über Phosphaturie, ein Beitrag zur Prophylaxe der Nierensteine. Therap. d. Gegenw. **49**. 1908. 3.
107. — und Tritschler, Untersuchungen über Herkunft und Löslichkeit der im Urin ausgeschiedenen Oxalsäure. Zeitschr. f. klin. Med. **44**. 1902. 387.
108. — und Umber, Zur Kenntnis der diabetischen Lipämie. Zeitschr. f. klin. Med. **65**. 1908. 340.
109. Klinkert, Untersuchungen und Gedanken über den Cholesterinstoffwechsel. Berliner klin. Wochenschr. 1913. 820.
110. Klotz, Studies upon calcarious degeneration. Journ. exper. Med. **8**. 1906. Journ. of Physiol. **12**. 1805.
111. Kohler, Untersuchungen über die „übersättigten" Lösungen der Harnsäure und ihrer Salze. Zeitschr. f. klin. Med. **78**. 1913. 205.
112. Kohler, Zur Frage der Quadriurate. Zeitschr. f. physiol. Chem. **70**. 360; **72**. 169; **88**. 1913. 260.
113. Kohlrausch s. Landolt-Börnstein, Physik.-chem. Tabellen. Berlin 1913.
114. Kretz, Über Gallen- und Pankreassteine. In Krehl-Marchand, Handb. d. allgem. Phathol. II. 2. 1913. 423. Leipzig.
115. Küster, Deutsche Chir. **52** b. 401.

116. Kusumoto, Über den Einfluß des Toluylendiamins auf den Cholesteringehalt der Faeces. Biochem. Zeitschr. **14**. 1908.
117. Landwehr, Tierisches Gummi, ein normaler Bestandteil des menschlichen Harns. Zentralbl. f. med. Wiss. 1885. 369.
118. Laroche et Flandin, Recherche histolog. de la Cholestérine dans la bile et les parois de la vésicule biliaire. Semaine méd. 1912. 227.
119. Lémoine et Gérard, Schwankungen des Cholesteringehalts in Abhängigkeit von der Ernährung. Bull. et mém. Soc. méd. des hôpit. de Paris. **28**. 1912. 931.
119a. Leo, H., Über Alkalinurie. Arch. f. klin. Med. **73**. 1902. 604.
120. Lichtwitz, L., Experimentelle Untersuchungen über die Bildung von Niederschlägen in der Galle. Arch. f. klin. Med. **92**. 1907. 100.
121. — Zur Genese der Gallensteine. Münchner med. Wochenschr. 1908. Nr. 12.
122. — und Rosenbach, Über die Kolloide des normalen menschlichen Urins. I. Zeitschr. f. physiol. Chem. **61**. 1909. 117.
123. — Über die Beziehungen der Kolloide zur Löslichkeit der Harnsäure und harnsauren Salze. Ebenda. **64**. 1910. 144.
124. — Über die Bedeutung der Kolloide für die Konkrementbildung und die Verkalkung. Deutsche med. Wochenschr. 1910. Nr. 15.
125. — Untersuchungen über die Kolloide im Urin. III. Zeitschr. f. physiol. Chem. **72**. 1911. 215.
126. — Kongr. f. inn. Med. Wiesbaden 1911. 487.
127. — Die Konzentrationsarbeit der Niere. Kongr. f. inn. Med. 1910. 758. Arch. f. exper. Path. u. Pharm. **65**. 1911. 128.
128. — Das schillernde Häutchen auf dem Harn bei Phosphaturie. Kongr. f. inn. Med. Wiesbaden 1912.
129. — Bemerkung zu der Mitteilung von Schade und Boden: Über die Anomalie der Harnsäurelöslichkeit. Zeitschr. f. physiol. Chem. **84**. 1913. 461.
130. — Über die Löslichkeit der wichtigsten Steinbildner im Harn. Zeitschr. f. exper. Path. u. Therap. **13**. 1913. 271.
131. — Die Bildung der Harnsedimente und Harnsteine. Zeitschr. f. Urologie. **7**. 1913.
132. — Über die Bildung von Niederschlägen und Steinen im Harn und in den Harnwegen. In Kraus-Brugsch' Handbuch.
133. Marc, R., Über die Kristallisation aus wässerigen Lösungen. III. u. IV. Mitteilung. Zeitschr. f. physikal. Chem. **68**. 1909. 104; **73**. 1910. 685.
134. Masius, Über Adsorption in Gemischen. Inaug.-Diss. Leipzig 1908.
135. Mauriac et Defaye, Remarques sur les Réactions de dosage colorimétr. de le cholestérine employées en clinique. Soc. Biol. **73**. 143.
136. Meckel v. Hemsbach. Mikrogeologie. Berlin 1856.
137. Meißner, Zeitschr. f. ration. Med. **31**. 1868. 283.
138. Menz, Über Zustandsänderungen der Gelatinelösungen. Bestimmung ihrer Goldzahl und ultramikroskopische Beobachtungen. Zeitschr. f. physikal. Chem. **66**. 1909. 129.
139. Merkel, Virchows Arch. **207**. 1912.
140. Metcalf, W. H., Über feste Peptonhäutchen auf einer Wasserfläche und die Ursache ihrer Entstehung. Zeitschr. f. physikal. Chem. **52**. 1905. 1.
141. Meyer, E., Kongr. f. inn. Med. 1911. 162.
142. — -Lenhartz, Mikroskopie und Chemie am Krankenbett. 7. Aufl. Berlin 1913.
143. — H., Über einen Fall von Lipämie bei Diabetes. Inaug.-Diss. Gießen 1912.
144. Minkowski, Untersuchung zur Physiologie und Pathologie der Harnsäure bei Säugetieren. Arch. f. exper. Path. u. Pharm. **41**. 1898. 375.
145. — Kongr. f. inn. Med. 1900. 439.
146. Mörner, C. A. H., Untersuchung über die Proteinstoffe und die eiweißfällenden Substanzen des normalen Menschenharns. Skandin. Arch. f. Physiol. **6**. 1895. 332.

147. Moore u. Parked, On the Functions of the Bile as a Solvent. Proc. Roy. Soc. London. **68**. 1901. 64.
148. Morawitz und Adrian, Eiweißsteine. Grenzgeb. d. Med. u. Chir. **17**. 1907. 579.
149. Moritz, Über den Einschluß von organischer Substanz in den krist. Sedimenten des Harns. 14. Kong. f. inn. Med. 1896.
150. Munk und Rosenstein, Virchows Arch. **123**.
151. Naunyn, Klinik der Cholelithiasis. Leipzig 1892.
152. Mc Nee, Zur Frage des Cholesteringehalts der Galle während der Schwangerschaft. Deutsche med. Wochenschr. 1913. 994.
153. Neubauer, O., Kongr. f. inn. Med. 1911. 160.
154. Neumann, Bakteriensteine. Deutsche med. Wochenschr. 1911. 1473.
155. Neumeister, Lehrbuch der physiologischen Chemie. Jena 1897.
156. Orth, Sitzungsber. d. Kgl. preuß. Akad. d. Wissensch. 1910. 758.
157. Osborne und Mendel, Beobachtungen über Wachstum bei Fütterungsversuchen mit isolierten Nahrungssubstanzen. Zeitschr. f. physiol. Chem. **80**. 1912. 307.
158. Ostwald, W., Grundlinien der anorganischen Chemie. 2. Aufl. Leipzig 1904. 542.
159. — Grundriß der Kolloidchemie. Dresden 1909.
160. Overton, Studien über die Narkose. Jena 1901.
161. Pauli, W., Untersuchungen über physikalische Zustandsänderungen der Kolloide. V. Beitr. z. chem. Phys. u. Path. **7**. 1906. 531.
162. — und Samec, Über Löslichkeitsbeeinflussung von Elektrolyten durch Eiweißlösung. Biochem. Zeitschr. **17**. 1909. 235.
163. Peipers, Über eine besondere Form von Nierensteinen. Münchner med. Wochensch. 1894. 531.
164. Peirce, Der Gehalt der menschlichen Galle an Cholesterin und Cholesterinestern. Arch. f. klin. Med. **106**. 1912. 337.
165. Pfaundler, Über Kalkadsorption und Rachitistheorien. Münchner med. Wochenschr. 1904.
166. — Über die Elemente der Gewebsverkalkung und ihre Beziehung zur Rachitisfrage. Jahrb. f. Kinderheilk. **60**. 123.
167. Pfeiffer, E., Ätiologie und Therapie der harnsauren Steine. V. Kongr. f. inn. Med. 1886.
168. Pflüger, Ed., Über die Verseifung, die durch die Galle vermittelt wird und die Bestimmung von Seifen neben Fettsäuren in Gallenmischungen. Pflügers Arch. **90**. 1902. 1.
169. Pinkus und Pick, Zur Struktur und Genese der symptomatischen Xanthome. Deutsche med. Wochenschr. 1908. 426.
170. Porges und Neubauer, Physikalisch-chemische Untersuchung über das Lecithin u. Cholesterin. Biochem. Zeitschr. **7**. 1907.
171. Posner, Studien über Steinbildung. Zeitschr. f. klin. Med. **9**. **16**. 1885. 323.
172. — Die Bildung der Harnsteine. Zeitschr. f. Urologie. **7**. 1813.
173. — Zur Frage der Steinbildung und Steinbehandlung. Wiener klin. Wochenschr. 1911.
174. Predöhl, Münchner med. Wochenschr. 1893. 1495.
175. Pribram, Über den Cholesteringehalt des Blutes Gesunder und Kranker. Prager med. Wochenschr. 1912. 205.
176. Ramsden, W., Abscheidung fester Körper in den Oberflächenschichten von Lösungen und Suspensionen. Zeitschr. f. phys. Chem. **47**. 1904. 336.
177. Renvall, Zur Kenntnis des P-, Ca- und Mg-Stoffwechsels des erwachsenen Menschen. Skandin. Arch. f. Physiol. **16**. 1904.
178. Ringer, Über die Bedingungen der Ausscheidung von Harnsäure und harnsauren Salzen aus ihren Lösungen. Zeitschr. f. physiol. Chem. **67**. 1910. 332.
179. — Notiz zur Frage der Quadriurate. Ebenda. **75**. 1911. 13.

180. Röhmann, Über die Cholesterase der Blutkörperchen. Berliner klin. Wochenschrift 1912. 1993.
181. — und Kusumoto, Biochem. Zeitschr. **13**. 1908. 354.
182. Rosenbach, O., In Nothnagels Handb. f. spez. Path. u. Therap. **14**.
183. Roth, Ungewöhnliche Blasen- und Nierensteine. Berliner klin. Wochenschr. **62**. 1911.
184. v. Rothmund, Löslichkeit und Löslichkeitsbeeinflussung. Handb. d. angew. physikal. Chemie. **7**. Leipzig 1907.
185. Rouzand et Cabanis, Contribution à l'Étude de la Cholestérinémie physiologique. Influence de l'alimentation. Soc. Biol. **74**. 1913. 813.
186. Ruppert, Über Cholesterinexsudate in den Pleurahöhlen. Münchner med. Wochenschr. 1908. 510.
187. Sabbatani und Selvioli, Étude sur les processus de calcification et d'ossification. I. Arch. ital. de Biol. **58**. 1913. 252.
188. Salkowski, Zur Kenntnis der alkoholunlöslichen bzw. kolloidalen Stickstoffsubstanzen des Harns. Berliner klin. Wochenschr. 1905. Nr. 51. 52.
189. Sasaki, K., Bestimmung der nichtdialysablen Stoffe des Harns. Hofmeisters Beitr. **9**. 1907. 386.
190. Savarè, Der Gehalt des Frauenharns an adialysablen Stoffen. Hofmeisters Beitr. **9**. 1907. 401; **11**. 1908. 71.
191. Sendtner, Zur Phosphaturie. Münchner med. Wochenschr. 1888. Nr. 40.
192. Soetbeer, Über Phosphaturie. Arch. f. klin. Wiss. **72**. 1901. 533. Jahrb. f. Kinderheilk. **54**. 1901. 1.
193. — und Krieger, Über Phosphaturie. Arch. f. klin. Med. **72**. 1902. 553.
194. Schade, H., Beiträge zur Konkrementbildung. Münchner med. Wochenschr. 1909. H. 1/2. 1911. 723.
195. — Zur Genese der Gallensteine. Zeitschr. f. exper. Path. u. Therap. **8**. 1911. 92.
196. — und Boden, Über eine Anomalie der Harnsäurelöslichkeit (kolloidale Harnsäure). Zeitschr. f. physiol. Chem.
197. Schepelmann, Historisches zur Kenntnis der Entstehung von Harnsteinen. Berliner klin. Wochenschr. 1911. 525.
198. Schmidt, Carl, zit. nach Bunge. Vorlesungen über phys. u. path. Chem. S. 233/234.
199. — M. B., Über amyloide Eiweißsteine im Nierenbecken. Zentralbl. f. allg. Path. **23**. 1912. 865.
200. Schreiber, Über sogenannte Schatten der Harnsäurekrystalle. Virchows Arch. **153**. 1898. 147.
201. Schulz und Zsigmondy, Die Goldzahl und ihre Verwertbarkeit zur Charakterisierung von Eiweißstoffen. Hofmeisters Beitr. **3**. 1902. 137.
202. Schultze, W. H., Verkalkung. In Lubarsch-Ostertag, 14. Jahrg. 1910.
203. — Über das Vorkommen von Myelin im normalen und kranken Organismus. Lubarsch-Ostertag. 13. Jahrg. 1909. 253.
204. Steinmann, Ber. d. Naturforsch.-Ges. zu Freiburg i. B. 1889.
205. Strauß, H., Über den osmotischen Druck der menschlichen Galle. Berliner klin. Wochenschr. 1903. 261.
206. Tanaka, M., Über Kalkresorption und Verkalkung. Biochem. Zeitschr. **35**. 1911. 113; **38**. 1912. 285.
207. Thomas, Über die Abhängigkeit der Absonderung und Zusammensetzung der Galle von der Nahrung. Inaug.-Diss. Straßburg 1890.
208. Thudichum, Über den chemischen Prozeß der Gallensteinkrankheit beim Menschen und Tiere. Virchows Arch. **156**. 1899.
209. Tobler, Phosphaturie und Calcariurie. Arch. f. exper. Path. u. Pharm. **52**. 1904. 116.
210. Ultzmann, Die Harnkonkretionen des Menschen und die Ursache ihrer Entstehung. Wien 1882.

211. Umber, Lehrbuch der Ernährung und der Stoffwechselkrankheiten. Berlin-Wien 1909.
212. Virchow, Über das Epithel der Gallenblase und über einen intermediären Stoffwechsel des Fettes. Virchows Arch. **11**. 1857. 574.
213. Wacker und Hueck, Experimentelle Atherosklerose und Cholesterinämie. Münchner med. Wochenschr. **38**. 1913. Zeitschr. f. physiol. Chem.
214. Wakemann, zit. nach G. Wells Chemical Pathology.
215. Wells, Pathological Calcification. Journ. of Med. Research. **14**. 1906. 491.
216. Weltmann, Zur klinischen Bedeutung des Cholesterinnachweises im Blutserum. Wiener klin. Wochenschr. 1913. 874.
217. — und Biach, Zur Frage der experimentellen Cholesteatose. Zeitschr. f. exper. Path. u. Pharm. **14**. 1913. 367.
218. Weston und Kent, Determination of the cholesteral content of human serum by colorimetric method. Journ. of. Exp. Research. **26**. 1912. 531.
219. Widal, Weill et Laudat, La Lipémie des brightiques. Semaine méd. 1912. 529.
220. — — — Étude comparat. du taux de la Cholest. libre et de ses Éthers dans le sérum sanguin. Soc. Biol. **64**. 1911. 883.
221. Windaus, Untersuchungen über Cholesterin. Arch. f. Pharmacie. **246**. 1908. 117, und eine Reihe von Mitteilungen in den Ber. d. Deutsch. chem. Gesellsch.
222. — Über die Entgiftung des Saponins durch Cholesterin. Berl. Ber. **42**. 1909. 238.
223. Winternitz, H., Chemische Untersuchung einer hydrop. Gallenblasenflüssigkeit. Zeitschr. f. physiol. Chem. **21**. 1896. 386.
224. Zsigmondy, R., Zur Erkenntnis der Kolloide. Jena 1905.
225. — Kolloidchemie. Leipzig 1912.
226. — Über die Entmischung von Kolloidlösungen nebst einem Beitrag zur Systematik. Koll.-Zeitschr. **13**. 1913. 105.
227. Zunz, E., Arch. internation. de Physiol. **1**. 1904. 427.

I. Allgemeiner Teil.

Alle Ablagerungen von Salzen, Säuren oder anderen Körpern entstehen unter physiologischen und pathologischen Bedingungen in den Geweben am Orte ihres Depots, da Blut und Lymphe, die die Transportmittel sind, diese Stoffe stets in gelöstem Zustande enthalten. Auch die Sekrete und Exkrete sind unter normalen Verhältnissen, oder wenigstens im Ideal, klare Lösungen, und die Niederschläge und Konkremente, die in den Hohlräumen der Sekretions- und Exkretionsorgane vorkommen, entstehen in diesen. Die Bildung dieser nach physikalischer Struktur und stofflicher Zusammensetzung sehr verschiedenartigen Formationen ist also in erster Linie eine Frage der Löslichkeit und des Unlöslichwerdens, d. h. eine physikalisch-chemische Frage, und die allgemeinen Grundlagen der Niederschlags- und Steinbildung sind ein physikalisch-chemisches Problem. Wenn wir den Vorgang des Ausfallens unlöslicher oder schwerlöslicher Substanz zunächst betrachten, so werden wir den Vorgang einer Niederschlagsbildung schlechthin leicht verstehen. Aber auch die zweite Frage, die nach der Strukturbildung gerichtet ist, hat ausschließlich eine physikalisch-chemische Grundlage zu ihrer Beantwortung notwendig. Die Entwicklung dieser beiden Probleme wird den allgemeinen Teil dieses Aufsatzes bilden. In dem zweiten speziellen werden die Vorgänge in den einzelnen Organsystemen und die besonderen Prozesse, die zur Bildung eines besonderen Gebildes führen, dargestellt werden, soweit sie nicht im allgemeinen Teil als Beispiele und Begründungen bereits mitgeteilt sind. Die Vorgänge des Stoffwechsels, die das Konkrementmaterial liefern, werden aber im allgemeinen als bekannt vorausgesetzt, und nur insoweit kritisch erörtert werden, als sie strittig sind.

1. Lösung und Löslichkeit. Wird ein fester Stoff mit einer Flüssigkeit zusammengebracht, so kann eine Lösung eintreten. Ist der feste Körper löslich, so wird doch der Lösungsvorgang kein unbegrenzter sein, sondern halt machen, wenn die Sättigung erreicht ist. Das Verhältnis von gelöstem Stoff und Lösungsmittel in einer gesättigten Lösung nennt man Löslichkeit. Ist die Konzentration des Stoffes geringer, als der Löslichkeit bei der Temperatur entspricht, so ist die Lösung eine ungesättigte. Wenn man die gesättigte Lösung eines Stoffes, dessen Löslichkeit mit steigender Temperatur zunimmt, abkühlt, so muß nicht notwendig eine Abscheidung des festen Stoffes eintreten, sondern es kann eine Lösung entstehen von einer höheren Konzentration, als der Löslichkeit bei der niedrigeren Temperatur entspricht. Es entsteht also eine übersättigte Lösung, die in bezug auf Zeit und Temperatur eine beschränkte Beständigkeitszone hat. In dieser Zone wird der Zustand der Lösung ein metastabiler genannt. Er ist dadurch charakterisiert, daß er nur bei Abwesenheit des gelösten Stoffes in fester Form bestehen kann, dessen Anwesenheit in der geringsten Menge (10^{-9} — 10^{-10} g) genügt, um eine Dekomposition der Lösung herbeizuführen, die dann meistens mit sehr großer Geschwindigkeit ihre Sättigungskonzentration

erreicht. Das Hineinbringen einer Spur der festen Substanz in eine übersättigte Lösung nennt man eine Impfung.

In einer Lösung von Traubenzucker ist der gelöste Stoff molekular verteilt. Die früher vermutungsweise ausgesprochene Meinung, daß eine solche Lösung Ähnlichkeit mit dem gasförmigen Zustand habe, ist von van't Hoff zu einem Gesetz erhoben worden, an dessen Begründung die biologische Wissenschaft einen wichtigen Anteil hat (Pfeffer, de Vries, Hamburger). Wie in einem Gasraum die Summe der Stöße, die von den in lebhafter Bewegung begriffenen Gasmolekülen auf die umschließenden Wände ausgeübt werden, den Gasdruck bedingen, so bewirkt auch die durch die Diffusion kenntliche Bewegung der gelösten Teilchen einen Druck auf die Wandungen, den osmotischen Druck. „Der osmotische Druck einer Lösung entspricht dem Druck, den die gelöste Substanz bei gleicher Molekularbeschaffenheit als Gas oder Dampf im gleichen Volumen und bei derselben Temperatur ausüben würde“ (van't Hoff).

Da nach der Regel von Avogadro in gleichen Volumina der Gase bei gleichem Druck und gleicher Temperatur die gleiche Anzahl von Molekülen enthalten ist, so müssen auch Lösungen mit gleichem osmotischen Druck bei derselben Temperatur dieselbe Anzahl von Molekülen enthalten. Das heißt, in Lösungen mit gleichem osmotischen Druck (isotonischen Lösungen) verhalten sich die Mengen der gelösten Stoffe wie ihre Molekulargewichte.

Die Messung des osmotischen Druckes zeigte bald, daß eine Reihe von Körpern diesem Gesetze scheinbar nicht folgt, wie man auch schon vorher Gase kennen gelernt hatte, deren abnorme Dampfdichte der Regel von Avogadro nicht entspricht. Bei den Gasen wie bei den Lösungen war die Deutung dieser Abweichung die gleiche. Für die Lösung erkannte Arrhenius, daß alle die Stoffe sich abnorm verhielten, die imstande sind, den elektrischen Strom zu leiten. Mit der Annahme, daß diese Stoffe (die Salze, Säuren und Basen) in der wässerigen Lösung nicht unverändert beständen, sondern je nach ihrer Konzentration mehr oder weniger in ihre Bestandteile gespalten seien, ließ sich die Abweichung vom osmotischen Druck so erklären, daß durch diese Spaltung (Dissoziation) die Zahl der Teilchen, von der der Druck abhängt, größer wird. Die Teilchen selbst haben eine elektrische Ladung, wandern mit dieser zu einem Pol und bedingen so die elektrische Leitfähigkeit. Von dieser Eigenschaft hat die ganze Gruppe der Körper den Namen „Elektrolyte“, von der Eigenschaft des Wanderns mit dem elektrischen Strom haben die Spaltstücke den Namen „Ionen“ erhalten. Durch eine Reihe wissenschaftlicher Taten, die bis auf die Namen Faraday, Hittorf zurückgehen, ist die Annahme der elektrolytischen Dissoziation zu einer gültigen Theorie geworden.

Wird ein Elektrolyt im Wasser gelöst, so bleibt die Lösung selbst elektrisch neutral, weil von den entstehenden Ionen gleiche Mengen positiver und negativer Elektrizität aufgenommen werden. Die Träger der positiven Elektrizität heißen Kationen (die Basen der früheren

Nomenklatur), die Träger der negativen Elektrizität Anionen (früher Säurereste). Wenn auch die Menge der positiven und negativen Elektrizität gleich ist, braucht die Zahl der entgegengesetzt geladenen Ionen nicht gleich zu sein, weil ein Ion eine doppelte und mehrfache Ladung haben kann.

Einen Vorgang der elektrolytischen Dissoziation bezeichnen wir in folgender Weise:

$$NaCl = Na^{+} + Cl'.$$
$$CaCl_2 = Ca^{++} + Cl' + Cl'.$$

Dieses Verhalten im gelösten Zustande bedingt eine Einteilung der löslichen Körper in Anelektrolyte (Harnstoff, Zucker) und Elektrolyte.

Aber auch die Elektrolyte verhalten sich in gelöstem Zustande nicht alle gleich. Für den Grad der Dissoziation ist maßgebend Temperatur und Konzentration. Nur in starker Verdünnung ist die Spaltung eine vollständige; in bezug auf den Dissoziationsgrad besteht aber ein Unterschied zwischen den Salzen im allgemeinen und der Gruppe der Säuren und Laugen. Die Alkali- und Erdalkalisalze aller Säuren sind stark dissoziiert; bei den Säuren und Laugen ist aber der Dissoziationsgrad ein sehr verschiedener. Der Unterschied zwischen starken und schwachen Säuren ist seit langer Zeit bekannt. W. Ostwald hat gelehrt, daß die elektrolytische Spaltung ein Maß für die Stärke einer Säure darstellt. Alle Säuren spalten als Kation Wasserstoffion ab (H^{+}), durch dessen Konzentration die Stärke der sauren Reaktion und der Wirkung der Säure bedingt ist. In analoger Weise wird bei den Laugen die alkalische Reaktion und die Stärke der Lauge verursacht durch den Grad der Dissoziation, bei der das Hydroxylion (OH') als Anion entsteht.

In der Lösung einer schwachen Säure ist nur bei unendlicher Verdünnung die Spaltung eine vollständige. In allen anderen Konzentrationen befindet sich in der Lösung neben den Ionen ungespaltene Säure, die als solche auf die Reaktion keinen Einfluß ausübt. Die Menge der ungespaltenen Säure steht zu der Menge der gespaltenen in einem Gleichgewicht, das durch folgendes Symbol ausgedrückt wird:

$$\underset{\text{Essigsäure}}{CH_3COOH} \rightleftarrows \underset{\text{Acetation}}{CH_3COO'} + \underset{\text{Wasserstoffion}}{H^{+}}$$

Das Massenwirkungsgesetz lehrt, daß das Produkt der Konzentrationen der beiden Spaltstücke, dividiert durch die Konzentration der undissoziierten Säure, einen konstanten Wert hat. Bezeichnet man, wie üblich, die Konzentrationen durch Klammern, so läßt sich der Zustand durch folgende Gleichung wiedergeben:

$$\frac{(CH_3COO') \times (H^{+})}{(CH_3COOH)} = \text{Konst.}$$

Nimmt man, wie es bei der Titration mit einer Lauge geschieht, die Wasserstoffionen aus der Lösung dadurch heraus, daß sie sich mit dem Hydroxylion der Lauge zu Wasser vereinigen, so wird das Gleichgewicht gestört. Das Produkt im Zähler wird kleiner und eine weitere Spaltung der undissoziierten Säure ist die Folge. Erst wenn keine ungespaltene Säure mehr da ist, die Quelle der Wasserstoffionen versiegt ist, wird der Neutralitätspunkt erreicht. Diese Titrationsacidität ist also unabhängig von der Konzentration der primär in der Lösung vorhandenen freien Wasserstoffionen, die die sog. wahre oder Ionenacidität bedingt. Diese wahre Acidität, auf deren Messung hier nicht eingegangen werden kann, ist für viele biologische Vorgänge und auch für solche, die hier in Frage kommen, von großer Bedeutung.

Es ist bekannt, daß es Säuren mehrfacher Basizität gibt, d. h. Säuren, die zwei oder drei Wasserstoffatome besitzen, durch deren völlige oder teilweise Vertretung durch Metalle (Basen, Kationen) verschiedene Salze entstehen. Da die bei der Niederschlags- und Konkrementbildung vor allem beteiligten Säuren (Harnsäure, Phosphorsäure, Oxalsäure, Kohlensäure) mehrbasische Säuren sind, so ist es notwendig, die Dissoziationsverhältnisse dieser Körper kennen zu lernen.

Die Orthophosphorsäure diene als Beispiel. Sie hat drei Wasserstoffatome, deren Dissoziation mit der gleichen Energie erfolgen könnte. Dann würde sich der Vorgang durch die Gleichung

$$H_3PO_4 \rightleftarrows PO_4''' + H^+ + H^+ + H^+$$

darstellen lassen. Die Erfahrung zeigt, daß das nicht der Fall ist, sondern daß jedem Wasserstoffion eine andere Dissoziationsfähigkeit zukommt, so daß die Abspaltung des ersten leicht, des zweiten schon weniger und die des dritten mit ganz geringer Avidität vor sich geht. Die Dissoziation erfolgt also stufenweise nach folgenden Gleichungen:

$$1.\quad H_3PO_4 \rightleftarrows H_2PO_4'' + H^+.$$

Der Grad dieser Dissoziation entspricht dem einer mittelstarken Säure

$$2.\quad H_2PO_4' \rightleftarrows HPO_4'' + H^+$$

entsprechend einer schwachen Säure. Wenn die auf der linken Seite der Gleichung offene Valenz durch ein Kation (Base), etwa Natrium, ersetzt ist, so geht die Dissoziation in der gleichen Weise vor sich.

$$NaH_2PO_4 \rightleftarrows HPO_4'' + Na^+ + H^+,$$

d. h. dieses Salz, das Mononatriumphosphat, ist eine schwache Säure; es kann Wasserstoffion abspalten.

Das übrigbleibende zweiwertige Anion HPO_4'', bzw. das nach Besetzung der freien Valenzen durch 2 Na entstehende Dinatriumphosphat Na_2HPO_4 ist einer weiteren Dissoziation von H^+-Ion kaum fähig.

$$3.\quad Na_2HPO_4 \rightleftarrows HPO_4'' + Na^+ + Na^+.$$

Die Dissoziation von HPO_4'' ist, wenn sie überhaupt eintritt, so gering, daß eine saure Reaktion nicht mehr nachweisbar ist. Ganz im Gegenteil finden wir sogar beim Lösen von Dinatriumphosphat eine ausgesprochen alkalische Reaktion.

Da jede alkalische Reaktion durch Hydroxylionen (OH') bedingt ist, so entsteht die Frage, wo diese Hydroxylionen herkommen. Untersuchungen des Wassers, und auch reinsten Wassers, haben ergeben, daß es in geringem Grade elektrolytisch gespalten ist.

$$H_2O \rightleftarrows H^+ + OH'.$$

In etwa 12 Millionen Liter ist 1 g Wasserstoffionen enthalten. Diese geringe Konzentration ist von Einfluß, wenn das Salz einer schwachen Säure in der Lösung ist. Während die Dissoziation von H^+ in Gleichung 2 entsprechend dem schwachsauren Charakter des Mononatriumphosphats eine geringe ist, ist die Dissoziation seines Salzes (Gleichung 3) eine weitgehehende, da, wie oben bemerkt, die Alkalisalze aller Säuren, der schwachen und der starken, kräftig dissoziieren. Es bilden sich also bei Gleichung 3 weit mehr HPO_4''-Ionen, deren weitere Dissoziierung ohne jede Bedeutung ist. Bringt man nun in das System

$$Na_2HPO_4 \rightleftarrows HPO_4'' + Na^+ + Na^+$$

Wasserstoffionen hinein, so bilden diese mit dem HPO_4'' das einwertige Anion H_2PO_4', d. h. die Reaktion der Gleichung 2 geht in der Richtung von rechts nach links vor sich und die Lösung verarmt an Wasserstoffionen. Die Konzentration von H^+ im Wasser ist zu dieser Wirkung ausreichend. Da das Produkt von Wasserstoff- und Hydroxylionen im Wasser konstant ist, so muß, wenn bei Anwesenheit des Anions einer schwachen Säure H^+ gebunden wird, die Menge des OH' entsprechend der Gleichung des Massenwirkungsgesetzes zunehmen. Das Hydroxylion bleibt frei, da die Anwesenheit von Na^+, einer starken Base, eine starke Dissoziation bedingt. Die Lösung ist dadurch reich an OH' und reagiert alkalisch. Dieser **Prozeß der hydrolytischen Spaltung** wird durch folgende Gleichung wiedergegeben:

$$Na_2HPO_4 + aqua \rightleftarrows HPO'' + Na^+ + Na^+ + H^+ + OH' \rightleftarrows$$
$$\rightleftarrows H_2PO_4' + Na^+ + Na^+ + OH'.$$

Der Vorgang zeigt, daß die Dissoziation eines Stoffes zurückgedrängt werden kann durch die Anwesenheit eines zweiten, stärker dissoziierten Stoffes mit einem gleichen Ion.

Die Dissoziation der Essigsäure führt, wie wir sahen, zu einem Gleichgewichtszustand. Setzt man der Lösung von Essigsäure ein essigsaures Salz zu, so überschreitet die Konzentration an Acetation die Dissoziationskonstante. Da das Produkt von Acetation und H^+ ein konstantes ist, so muß die Konzentration an H^+ abnehmen, d. h. es muß H^+ mit Acetation zu undissoziierter Essigsäure zusammentreten.

Dieser Vorgang wird für unsere Betrachtungen dann von besonderer Bedeutung, wenn es sich um die Lösung eines festen Körpers in der Nähe des Sättigungspunktes handelt. Stellt man sich durch langdauerndes Schütteln von Harnsäure in Wasser eine konzentrierte Harnsäurelösung her, so wissen wir durch die Untersuchungen von W. **His** und **Paul**[83]), daß die Harnsäure in der gesättigten wässerigen Lösung zu 9,5 Proz. dissoziiert ist, und daß sich an dieser Dissoziation von den Wasserstoffatomen der Harnsäure nur eines beteiligt. Der undissoziierte Anteil steht mit den Ionen im Gleichgewicht

$$C_5H_4N_4O_3 \rightleftarrows C_5H_3N_4O_3' + H^+.$$

Durch Hinzufügen einer stärkeren Säure wird die Dissoziation zurückgedrängt. Der Betrag an undissoziierter Harnsäure wächst über die Löslichkeit, und Harnsäure fällt als Niederschlag aus. Auch die

Löslichkeit ist ein Gleichgewichtszustand, und zwar der Wert der Konzentration, bei dem die Lösung mit einem Überschuß des festen Stoffes in einem Gleichgewicht steht. Dieses Gleichgewicht ist für Elektrolyte dann erreicht, wenn das Produkt der Konzentrationen der Ionen, in die der feste Körper zerfällt, einen bestimmten Wert hat. Dieses Produkt heißt das Löslichkeitsprodukt (W. Ostwald). Niederschläge von Elektrolyten entstehen um so leichter, je kleiner das Löslichkeitsprodnkt der Ionen ist, die zu dem festen Körper zusammentreten, und je geringer die Neigung des Körpers in übersättigter Lösung zu verharren (s. oben).

2. Die Löslichkeit der Steinbildner in Wasser[113]).

	In 100 g Lösung sind enthalten	Temperatur
Calciumcarbonat ($CaCO_3$) .	$1,31 \times 10^{-3}$	16,0°
Dicalciumphosphat ($CaHPO_4 + 2H_2O$)	0,020	24,5°
	0,038	40,0°
Tricalciumphosphat ($Ca_3[PO_4])_2$	0,00036 CaO	30,0°
	0,01316 P_2O_5	
Calciumoxalat	0,000554	17,0°
	0,000719	35,8°
Magnesiumcarbonat	0,097	12,0°
Ammoniummagnesiumphosphat $NH_4MgPO_4 + 6H_2O$	ist das am schwersten lösliche Magnesiumsalz	
Cholesterin	0	0
Bilirubin	0	0
Harnsäure	0,00253	18,0°
	0,00649	37,0°
Saures harnsaures Natrium .	0,1182 bzw. 0,0787	18,0°
	0,2130 bzw. 0,1408	37,0°
Saures harnsaures Ammonium	0,0456	18,0°
	0,0540	37,0°

Ganz andere Löslichkeiten finden wir im Blut. Der kohlensaure Kalk ($CaCO_3$), dessen Löslichkeit in Wasser eine ganz geringe ist, geht bei Gegenwart von CO_2 leicht in Lösung. Es bildet sich das Calciumbicarbonat $CaH_2(CO_3)_2$, das auch überall in der Natur die Kalksteine löslich macht und die Kalkverschiebungen herbeiführt. Wird die Kohlensäure dem Wasser entzogen, so fällt das normale Calciumcarbonat aus. Ein markantes Beispiel für diesen Vorgang ist die Bildung des Karlsbader Sprudelsteins. Im Blute wird bei der Anwesenheit von CO_2 in reichlicher Menge das Löslichkeitsprodukt des normalen Salzes nicht erfüllt sein. Anders dagegen liegen die Verhältnisse bei dem Calciumphosphat. Nach den von Bunge[35]) ausgeführten Analysen von Pferde-, Rind- und Schweineblut enthält das Serum im Mittel:

CaO . . . . 0,013 Proz. $= Ca^{++}$ 0,00936 Proz.,
Phosphorsäure . . . 0,022 Proz.,

die 0,0386 $CaHPO_4 + 2 H_2O$ bilden können, dessen Löslichkeit in Wasser bei 40° fast genau denselben Wert hat. Nach Carl Schmidt[198]) (zit. nach Bunge, S. 233, 234) enthält das Blutserum des Menschen 30 bis 50 mg phosphorsauren Kalk. Da aber, wie wir später sehen werden, dieses Salz in Wasser nicht unverändert löslich ist (S. 43), sondern sich zum Teil in das unlöslichere normale Salz $Ca_3(PO_4)_2$ umlagert, so müßten, wenn die Gesetze der wässerigen Löslichkeit für das Blutserum Geltung hätten, Niederschläge von Calciumphosphat im Blute möglich sein.

Diese Übersättigung des Blutes an phosphorsaurem Kalk ist von großer Bedeutung für die pathologische und wahrscheinlich auch für die physiologische Verkalkung. So wie für das Blut liegen die Verhältnisse auch für alle anderen Körperflüssigkeiten, die, sämtlich auf Wasser bezogen, übersättigte Lösungen der Steinbildner sind. Betrachten wir zunächst im Harn nur das Calciumoxalat, so sind bei der niedrigen Oxalsäureausscheidung von 20 mg in der Tagesmenge Harn (1500 ccm) 20 mg Calciumoxalat gelöst, d. h. 2 mg in 100 ccm, während die wässerige Löslichkeit nur etwa den 3. Teil beträgt. Daß dieser Wert nach oben weit überschritten werden kann, wird später ausgeführt werden. Den gleichen Zustand treffen wir in der Galle, die meistens 0,15 Proz. Cholesterin und etwa 0,06 Proz. Bilirubin enthält, die beide in Wasser praktisch unlöslich sind.

Wir dürfen also die Körperflüssigkeiten nicht als reine wässerige Lösungen auffassen, sondern wir müssen zunächst feststellen, daß für die Steinbildner in den Körperflüssigkeiten der Zustand der Übersättigung vorliegt. Im Wasser ist ein höherer Grad dieses Zustandes nur beständig beim Fehlen des gelösten Stoffes in fester Form, dessen Anwesenheit in kleinster Menge (Impfung) rasch zum Niederschlag und zum Einstellen auf den Sättigungspunkt führt. Dieses Verhalten zeigen die Körperflüssigkeiten nicht. Eine Impfung ist immer ohne Wirkung, und auch beim Entstehen eines Niederschlags in reichlicher Menge, also bei der Anwesenheit vieler Keime, bleibt eine übersättigte Lösung zurück. Dafür wird später der zahlenmäßige Beweis erbracht werden.

Also gewöhnliche übersättigte Lösungen sind die Körperflüssigkeiten nicht.

Es wäre möglich, daß die einzelnen Steinbildner in den Körperflüssigkeiten spezifische Löslichkeitsvermittler haben. So ist bekanntlich das Cholesterin in gallensauren Salzen, in Seifen, in Fett und in Lecithin löslich. Und da alle diese Stoffe in der Galle enthalten sind, so würde sich vielleicht hieraus eine Deutung der Cholesterinlöslichkeit ergeben. Da es aber durchaus fraglich ist, ob man gerade in diesem Falle von einer echten Lösung sprechen darf, da die Stoffe, die als Lösungsmittel für Cholesterin in Betracht kommen, sich in kolloidem Zustande befinden, und da für die anderen Steinbildner solche Beziehungen nicht bestehen, so soll die allgemeine Behandlung der Frage nicht von dem vielleicht abweichenden Verhalten des Cholesterins bestimmt werden, sondern von der diesem Problem zugrunde liegenden Gemeinsamkeit, daß alle Körperflüssigkeiten, wie alles Lebende überhaupt, Kolloide enthalten. Und von den Kolloiden ist bekannt, daß sie die für Wasser geltenden Löslichkeitsbeziehungen stark verändern.

3. Die Kolloide. Im Jahre 1862 hat Th. Graham den Begriff der Kolloide aufgestellt und zugleich ihre große Bedeutung für biologische Vorgänge erkannt. Graham trennte die krystalloiden Lösungen von den kolloidalen durch das Verhalten bei der Dialyse ab. Es ist bekannt, daß dieses Merkmal ebensowenig eine scharfe Scheidung gestattet wie die anderen später gefundenen Methoden. Ordnet man die kolloidalen Lösungen den Zerteilungen (Dispersionen) der Materie in einem Medium (Dispersionsmittel) ein, so kommt man zu folgender Einteiluug nach der Teilchengröße (R. Zsigmondy[214, 215]):

1. Grobe Dispersionen (Suspensionen, Emulsionen),
2. Kolloide Lösungen,
3. Molekular- und ionendisperse Systeme (krystalloide Lösungen).

Die Grenze zwischen 2 und 3 kann keine scharfe sein, da auch bei molekularer Verteilung Lösungen von Stoffen mit sehr hohem Molekulargewicht kolloidalen Charakter haben werden. Da sich Moleküle solcher Stoffe erfahrungsgemäß leicht zu größeren Komplexen zusammenlagern, so wird auch von den kolloidalen Lösungen zu den groben Dispersionen ein ständiger Übergang sein. Eine scharfe Abgrenzung der kolloidalen Lösungen nach beiden Seiten ist also nicht möglich und für unsere Zwecke auch gleichgültig, da die Stoffe, die hier in Betracht kommen, echte und typische kolloidale Lösungen geben. Unter den Begriff „kolloidale Lösung" fallen sehr zahlreiche Flüssigkeiten von vielen und untereinander sehr verschiedenen Eigenschaften, so daß wir es vielfach fast mit Individuen zu tun haben. Eine Systematik dieser Lösungen, die auch nur die wichtigsten Eigenschaften umfaßt, existiert nicht, wohl aber eine ganze Anzahl weniger gelungener Ansätze dazu, die im wesentlichen zur Bereicherung der Nomenklatur beigetragen haben. In sehr zweckmäßiger Weise teilt Zsigmondy die kolloidalen Lösungen in zwei Gruppen nach einem einzigen Merkmal, nämlich danach, ob der Trockenrückstand der Lösung mit Wasser wieder eine kolloidale Lösung gibt oder nicht, d. h. ob das Kolloid reversibel (resolubel[216]) oder irreversibel (irresolubel) ist. Die reversiblen Kolloide, zu denen Eiweiß*), Gelatine, Lecithide, Seifen, die Harnkolloide u. a. gehören, sind gegen Alkalisalze recht beständig. Bekanntlich sind zum Aussalzen von Eiweiß große Konzentrationen der Alkali- und Erdalkalisalze notwendig. Und die so erzielten Niederschläge sind wasserlöslich. In diesen kolloidalen Lösungen besteht eine innige Beziehung der dispersen Phase zum Dispersionsmittel, die sich in einer Erhöhung der Zähigkeit kundgibt. Daher werden diese Kolloide auch hydrophile genannt. Diese Kolloide erniedrigen die Oberflächenspannung ihres Lösungsmittels. Nach völliger Befreiung von Salzen

*) Durch scharfes Trocknen bei niedriger Temperatur verliert das Eiweiß zum Teil seine Reversibilität.

wandern Kolloide dieser Gruppe (Eiweiß) nicht mehr mit dem elektrischen Strom (W. Pauli[161]). Die Reversibilität der Fällungen dieser Lösungen ist keine absolute. Durch Altern, bei einigen Stoffen durch höhere Temperaturen und durch andere Einflüsse, kommen irreversible Fällungen zustande, die für diese Betrachtungen von wesentlicher Bedeutung sind. Ein Kolloid dieser Gruppe kann also in drei Zuständen vorkommen: 1. im Zustand der Lösung (als Sol), 2. im Zustand der reversiblen Fällung (als Gel), 3. im Zustand der irreversiblen Fällung (Koagulation, Pektisation).

Von den irreversiblen Kolloiden interessieren uns hier besonders die kolloidalen Metalle. Sie sind sehr elektrolytempfindlich. Schon kleine Salzmengen führen zu irreversiblen Fällungen. Oberflächenspannung und Zähigkeit dieser Lösungen sind die gleichen wie im Wasser. Man hat diese Kolloidlösungen daher lyophobe Kolloide genannt oder auch Suspensionskolloide. R. Zsigmondy lehnt den Ausdruck Suspensionskolloid ab, weil nach der Nomenklatur von Wo. Ostwald[159]) mit ihm eine unbewiesene Vorstellung über den Aggregatzustand der zerteilten Materie verknüpft ist. Diese Kritik ist zweifellos berechtigt, und wir wollen daher den bisher auch von uns gebrauchten Ausdruck Suspensionskolloid durch die von Zsigmondy gewählte Bezeichnung „irreversibles Kolloid" ersetzen, in der nichts präjudiziert ist.

Der Chemiker studiert die Gesetze des kolloidalen Zustandes an der reinen Lösung eines einzigen Kolloids und findet dabei bereits sehr viele Schwierigkeiten und Besonderheiten. In den Körperflüssigkeiten handelt es sich ebenso wie in den Geweben um ein viel komplizierteres Problem, nämlich um ein System von mehreren oder vielen physikalisch und chemisch sehr unbeständigen Kolloiden, von deren Erkenntnis wir noch sehr weit entfernt sind.

Die Kolloide treten miteinander in Beziehungen. Für unsere Betrachtungen sind die Beziehungen der reversiblen Kolloide zu den irreversiblen und die der reversiblen Kolloide untereinander von der gleichen Wichtigkeit.

Treffen in einer Lösung kolloidale Teilchen verschiedener chemischer Natur zusammen, so erfolgt eine Vereinigung der Teilchen. So wie Kolloide von Stoffen mit großer Oberfläche (Tierkohle) leicht adsorbiert werden, so werden sie auch von anderen kleinsten Teilchen leicht aufgenommen. Diese Vereinigung ist unabhängig von der elektrischen Ladung der Teilchen. Der Vorgang, der bei geeigneten Stoffen unter dem Ultramikroskop mit dem Auge zu verfolgen ist, ist die Ursache der Schutzwirkung, die reversible Kolloide auf irreversible ausüben. Bringt man in eine Lösung von kolloidalem Gold etwas Eiweiß, Gelatine usw., so umgeben sich die Goldteilchen mit dem reversiblen Kolloid, so daß die neue Lösung den Charakter eines solchen annimmt, d. h. gegen die fällende Wirkung von wenig Alkalisalz beständig ist. Da es sich um eine Oberflächenreaktion handelt, so wird der Grad der Wirkung des reversiblen Kolloids, seine Schutzwirkung, abhängig sein von der Entwicklung seiner Oberfläche, von der Teilchengröße. Da in der Lösung eines irreversiblen Kolloids (Schutzkolloid) der Verteilungszustand keine unveränderliche Größe ist, sondern von sehr vielen Umständen (Temperatur, Alter, Lösungsbereitung u. a.) abhängt, und da die Schutzwirkung nicht proportional der Konzentration sondern der Verteilung ist, so kann man mit Hilfe der Goldzahl und nach Kenntnis der Konzentration einen Einblick in die Dispersität eines reversiblen Kolloids erlangen. R. Zsigmondy hat die Schutzwirkung zu einer quantitativen Methode ausgearbeitet (Bestimmung der Goldzahl). „Als Goldzahl wird diejenige Anzahl Milligramm Schutzkolloid bezeichnet, die eben nicht mehr ausreicht, den Farbenumschlag von 10 ccm hochroter Goldlösung gegen Violett oder dessen Nuancen zu verhindern, der ohne Kolloidzusatz durch 1 ccm 10proz. Kochsalzlösung hervorgerufen wird“ (vgl. Menz[138]).

Die Vereinigung eines reversiblen und eines irreversiblen Kolloids führt nicht immer zu einer Stabilisierung des Systems, sondern gelegentlich sogar zu einer Fällung des Goldes (Farbenumschlag).

Schulz und Zsigmondy[204]) haben festgestellt, daß Synalbumose auf Gold in dieser Weise einwirkt, und E. Zunz[227]) hat das gleiche Resultat bei einer Reihe von Albumosen und Peptonen gehabt. Die gegenseitige Fällung von Kolloiden, die bereits von Graham beobachtet wurde, ist von W. Biltz[24]) eingehend studiert worden. Zwei Kolloide von entgegengesetzter elektrischer Ladung wirken aufeinander fällend. Aber im Gegensatz zu einer Elektrolytfällung (z. B. einer Chlorsilberfällung), tritt die Reaktion nicht bei beliebigen Mischungsverhältnissen, sondern nur bei bestimmten Konzentrationen, in einer Fällungszone ein, die ein deutliches Optimum hat, wie folgender Versuch von W. Biltz zeigt:

Sb_2S_3-Sol gegen Fe_2O_3-Sol.

In 2 ccm Sb_2S_3-Sol (= 0,56 mg Sb_2S_3).
Je 13 ccm Fe_2O_3-Sol von verschiedener Konzentration.

mg Fe_2O_3	Unmittelbar nach der Mischung beobachtete Erscheinungen
20,8	trübe, aber homogen.
12,8	trübe, aber homogen,
8,0	langsames Absetzen von Flocken. Lösung gelb.
6,4	völlige Fällung.
4,8	Flocken; Lösung gelblich.
3,2	geringe Flocken; Lösung gelb.
0,8	trübe, keine Flocken. Lösung gelb.

Dieses Verhalten findet seine Erklärung darin, daß die Stabilität der kolloidalen Lösung auf der elektrischen Ladung der Teilchen beruht. Bei völliger Entladung durch Zusammenmischen zweier entgegengesetzt geladener Kolloide tritt völlige Fällung ein (Optimum der Konzentrationen). Bei weniger günstigen Bedingungen tritt ein geringerer Niederschlag auf, weil alle Teilchen, deren Ladung geblieben ist, nicht ausfallen. Ist ein Kolloid im Überschuß vorhanden, so treten die

Teilchen auch zusammen, es findet aber eine elektrische Umladung statt, indem die Komplexe die Ladung des in größerer Menge vorhandenen Kolloids annehmen. Diese Gesetzmäßigkeiten bestehen bei irreversiblen Kolloiden und bei Farbstoffen. Auch für reversible Kolloide gelten sie; hier allerdings treten bisweilen Störungen und Besonderheiten auf, über die bisher Allgemeingültiges nicht ausgesagt werden kann. Aber als sicher kann auch hier gelten, daß in einer Mischung gleichsinnig geladener Kolloide die Stabilität eine größere sein wird als bei Gegenwart entgegengesetzt gerichteter Teilchen. Mit dieser allgemeinen Fassung ist es aber möglich, den Vorgängen in den Körperflüssigkeiten ein wenig näher zu kommen.

Die Schutzwirkung, die reversible Kolloide auf irreversible ausüben ist mit der abnormen Löslichkeit von Elektrolyten in Kolloidlösungen nicht ohne weiteres als identisch zu bezeichnen. Diese abnormen Löslichkeiten sind lange bekannt. Sie spielen in der chemischen Analyse, auch in der des Harns, eine bedeutsame Rolle. So muß man eine Reihe von Fällungen zu quantitativen Zwecken in der Asche vornehmen, weil in der Lösung des Harns selbst die Niederschläge nicht vollständig werden. G. Klemperer[105]) hat zuerst die abnorme Löslichkeit im Harn in Beziehungen zur kolloidalen Beschaffenheit desselben gebracht. Die physikalischen Chemiker haben sich mit dieser wichtiger Frage erst ziemlich spät beschäftigt. Die biologische Forschung, für die auf diesem Gebiet eine Reihe brennender Probleme liegt, war genötigt, ohne die sichere Grundlage einer Theorie vorzugehen.

R. Marc[133]) hat die Krystallisation aus wässerigen Lösungen eingehend untersucht. Er ist von der Annahme ausgegangen, daß der Krystallisation eine Adsorption vorausgeht, daß ein Krystall an seiner Oberfläche Materie verdichtet. Marc hat gefunden, daß anorganische Salze die Krystallisationsgeschwindigkeit teils erhöhen, teils herabsetzen. Die Adsorbierbarkeit anorganischer Salze ist sehr gering, und aus ihrer Wirkung auf die Krystallisation kann mit Sicherheit auf die Richtigkeit der Annahme von Marc nicht geschlossen werden. Das Aufziehen von Farben auf Wolle und Seide ist aber nach Freundlich und Losev[63]) mindestens primär ein Adsorptionsprozeß. Da Krystalle färbbar sind, so hat Marc die Krystallisationsgeschwindigkeit in Farblösungen untersucht und gefunden, daß solche Farbstoffe, die die Krystalle nicht färben, keinen merklichen Einfluß haben, daß schwach färbende Stoffe die Krystallisationsgeschwindigkeit nicht unbeträchtlich herabsetzen, und daß stark färbende das Krystallisieren übersättigter Lösungen trotz der Gegenwart zahlreicher Krystallkeime praktisch vollständig verhindern. Aus dem Umstande, daß die Auflösungsgeschwindigkeit gefärbter Krystalle eine normale ist, ist der Einwand zu widerlegen, daß der Farbstoff die Krystallkeime umschließt und von der Lösung trennt.

Die Farbstoffe, die sich Marc als stark wirksam erwiesen haben, sind nicht notwendig kolloidal. Das Bismarckbraun, das die Kristallisation von Kaliumsulfat verhindert, dialysiert rasch. Aber es ist von diesen Krystallen, wie aus der Färbbarkeit hervorgeht, adsorbierbar, und darin liegt die Beziehung der wichtigen Untersuchungen von Marc zu dem Problem, das uns hier beschäftigt. Die reversiblen Kolloide sind, wie wir bereits aus ihren Beziehungen untereinander gesehen haben, in hohem Grade oberflächenaktiv, werden also auf die Krystallisationsgeschwindigkeit denselben Einfluß haben, wie die wirksamen Farbstoffe.

Daß Krystalle Farbstoffe aufnehmen, ist uns aus der Beobachtung von Sedimenten von Harnsäure und Uraten im Harn bekannt. G. Klemperer[105]) hat die Löslichkeit der Harnsäure im Harn unter anderem der kolloidalen Natur des Urochroms zugeschrieben. Das Verhalten des Harns und des aus ihm dargestellten Urochroms bei der Dialyse, bei der Ultrafiltration und gegenüber der kolloidalen Goldlösung lehrt aber, daß dem Urochrom keine kolloidalen Eigenschaften zukommen. In Übereinstimmung mit den Ergebnissen von Marc wäre es aber doch möglich, daß der Farbstoff, der die Krystalle färbt, die Krystallisation verhindert. Darauf werden wir noch später zurückkommen. Hier muß hervorgehoben werden, daß außer dem leicht sichtbaren Farbstoff jeder Krystall, der in einer Körperflüssigkeit ausfällt, aus der Lösung stammende Stoffe einschließt, die sogenannte Gerüstsubstanz, die, welcher Art auch ihre chemische Natur sein mag, in jedem Falle ein gefälltes Kolloid ist. In welcher Weise nun derartige Stoffe Elektrolytfällungen verhindern, ist mit Sicherheit und eindeutig nicht bekannt. Es ist möglich, daß sie die Ionen und Moleküle umhüllen, so daß das Zusammentreten der Teilchen erschwert ist. Möglich ist aber auch, daß sie die Stellen der Lösung oder der Gefäßwand, an denen die ersten Krystalle anschließen, beeinflussen oder, wie man zu sagen pflegt, vergiften.

Die Einzelfälle solcher Lösungen werden wir im speziellen Teile kennen lernen. Wenn wir die Tatsache, daß die Körperflüssigkeiten kolloidgeschützte, übersättigte Lösungen sind, vorausnehmen, so kommen wir zu der Frage, auf welchen Ursachen die Entstehung von Niederschlägen beruht.

4. Die allgemeinen Bedingungen und Gesetze der Niederschlagsbildung. Die Kolloide bedingen die abnorme Löslichkeit nur dann, wenn sie selbst sich im Zustande der feinsten Verteilung befinden. Dieser Zustand ist aber ein labiler. Die Kolloide streben dauernd einer höheren Stabilität, d. h. einer Ausflockung zu, so daß mit der Zeit eine Abnahme ihrer Goldzahl deutlich nachweisbar ist. Außer dieser spontanen Veränderung haben wir bereits andere Einflüsse kennen gelernt, die den Lösungszustand der reversiblen Kolloide verändern. Am wichtigsten ist für uns die fällende Wirkung anderer Kolloide, die auf einer elektrischen Entladung beruht und eine Oberflächenreaktion ist, und die Verfestigung von Kolloiden an Oberflächen überhaupt.

Die Oberfläche ist der Sitz einer Energie, der Oberflächenenergie, die gleich ist dem Produkt aus Oberflächengröße und Oberflächenspannung.

Es gibt eine sehr große Anzahl von Stoffen, die in gelöstem Zustande die Oberflächenspannung ihres Lösungsmittels herabsetzen. Sie können das nur dadurch, daß sie sich in den Sitz der Energie begeben, also in die Oberfläche. Das heißt, alle Stoffe, die die Oberflächenspannung herabsetzen, werden in der Oberfläche angereichert. Es ist von großer Wichtigkeit zu wissen, daß die oberflächenaktiven Stoffe bereits in unendlicher Verdünnung wirken, weil auch dann noch durch Ansammlung in der Oberflächenschicht, die ja von molekularer Dimension ist, eine ausreichende Konzentration erzielt wird. So erniedrigt kurzes Eintauchen des Fingers in Wasser deutlich die Oberflächenspannung durch die minimalen Mengen Hautfett, die dabei in die Flüssigkeit gelangen.

Unter den Stoffen, die die Oberflächenspannung erniedrigen, ist eine große Gruppe deswegen von besonderer Bedeutung, weil sie bei ihrer Anreicherung in der Oberflächenschicht durch die hohe Konzentration oder mitunter auch durch Umwandlung auf oxydativem Wege feste elastische Häutchen bilden. Diese Erscheinung wird hervorgerufen durch sehr viele Kolloide. Das Festsetzen des Fibringerinnsels an einem Holzstabe beim Schlagen des Blutes, die Eiweißhülle um die Fettkügelchen der Milch sind solche Verfestigungs-(Gerinnungs-)vorgänge an der Oberfläche.

W. Ramsden[176]) hat eine große Reihe von Stoffen auf ihre Eigenschaft Häutchen zu bilden untersucht und gefunden, daß außer Eiweiß und Gelatine insbesondere Peptone, Seifen und gallensaure Salze diese Eigenschaft haben. W. H. Metcalf[140]) hat gezeigt, daß ein Häutchen noch entsteht, wenn man pro Quadratzentimeter Oberfläche 4×10^{-7} Pepton zusetzt, und daß ein Peptonhäutchen eine Dicke von 3×10^{-6} mm hat.

Die Vorgänge der Häutchenbildung, die bisher genannt sind, betreffen die Grenzfläche flüssig—gasförmig, flüssig—fest (Blut—Holz), flüssig—flüssig (Milchplasma—Fettkügelchen). Im Organismus kommt eine neue wichtige Grenzfläche gallertig—flüssig (Gewebsoberfläche—Körperflüssigkeit) hinzu, über deren Spannungsverhältnisse wir leider sehr wenig wissen. Wir werden später aus anatomischen und experimentellen Befunden sehen, daß hier die gleichen Prozesse vor sich gehen. Worauf nun im speziellen Falle in den Körperflüssigkeiten die Verminderung des Dispersitätsgrades der Kolloide, die bis zur Fällung gehen kann, beruht, wird später besprochen werden, wobei auch auf die Art der Fällung, ob sie reversibel oder irreversibel ist, Gewicht zu legen sein wird. Die Folgen dieser Prozesse auf die Lösung werden darin bestehen, daß bei Verarmung an Sol das Verhältnis an Schutzkolloid zu Konzentration des schwerlöslichen Körpers geändert wird und die Flüssigkeit einer wässerigen Lösung ähnlicher oder gleich wird, so daß die Gesetze der übersättigten Lösung in Kraft treten. Mit dem Fortfall der Bedingungen der abnormen Löslichkeit werden die Löslichkeitsverhältnisse normale, d. h. es treten Niederschläge auf. Für dieses Prinzip, das bisher theoretisch abgeleitet ist, werden im speziellen Teile Beweise erbracht. Dort wird auch die Beteiligung anderer Faktoren (Konzentration, saure oder alkalische Reaktion) an der Niederschlagsbildung erörtert werden.

5. **Die allgemeinen Bedingungen und Gesetze der Konkrementbildung.** Entsteht ein Sediment innerhalb der Harnwege, so können die Krystalle oder die amorphen Niederschläge bei günstigen mechanischen Verhältnissen, insbesondere bei erschwertem Abfluß zusammenkleben. Als Klebstoff kommen die zähen Massen in Betracht, die bei der Gerinnung der Kolloide an den Krystalloberflächen auftreten.

Unter solchen Bedingungen entstehen lockere Konkremente ohne feinere Organisation, die aus einem wirren Durcheinander von Krystallen mit eingelagerter Gerüstsubstanz bestehen. Größere Konkremente dieser Art sind selten, aber kleinere werden häufig zu einem Ausgangspunkt für die Bildung eines Steines von schöner und regelmäßiger Struktur. Die Sedimente sind darum bedeutungsvoll, weil sie zu Steinkernen werden können, d. h. zu Körpern, um die sekundär eine Steinbildung auftritt.

Diese Steinbildung ist nun wieder ein Vorgang, an dem die Kolloide der Körperflüssigkeiten den wesentlichsten Anteil haben. Die Sole der Flüssigkeiten werden zur Gerüstsubstanz der Steine. Die Geschichte der Lehre von der formalen Genese der Steine ist in ihren Hauptzügen die Geschichte des Wesens und der Bewertung der Gerüstsubstanz.

Schon von alters her ist bekannt, daß die Steine eine Grundsubstanz enthalten, deren Bedeutung für die Entstehung der Steine von Hippokrates an bis in die jüngste Zeit diskutiert worden ist. Von den Harnsteinen meinte Hippokrates, daß der Schleim der Niere und der Harnwege sich anhäufe, haften bleibe und dadurch die Entwicklung des Steines ermögliche. Eine ähnliche Vorstellung bildete sich Galen. Anton von Heyde hat im Jahre 1684 die Grundsubstanz zuerst beobachtet, nachdem er das versteinernde Material in Salpetersäure gelöst hatte. Stöhelin sah die Substanz als das leimartige Bindemittel an, das die Partikelchen zusammenhält. Fourcroy und Vauquelin haben im Jahre 1803 die Substanz systematisch untersucht und sie in Harnsteinen jeder Art gefunden. Sie meinen, daß sie aus einer albuminösen oder gallertartigen Masse bestehe, gewisse Veränderungen eingegangen sei, bevor sie sich in dem Stein festsetzte, und eine Rolle bei der Entstehung der Harnsteine spiele. Ihrer Meinung haben sich Thomsen (1809), Wollaston (1810) und Walther (1820) angeschlossen. Die konzentrische Schichtung der organischen Substanz hat im Jahre 1846 Heinrich Meckel v. Hemsbach[136]) beschrieben. Nach ihm hängt die Harnsteinbildung von dem Zusammentreffen eines katarrhalisch stagnierenden sauren Schleimes mit einem passenden Versteinerungsmittel ab. Die Wichtigkeit der Grundsubstanz für die Entstehung der Steine, die von den genannten Autoren betont war, ist von anderen bestritten worden. So hat Florian Heller[78]) (1860) eine besondere Kittsubstanz völlig abgelehnt und die Meinung geäußert, daß ein Teilchen Harnsäure zu einem Stein ebenso heranwächst, wie ein kleiner Krystall zu einem großen. Eine ähnliche Auffassung hat Ultzmann[210]) vertreten. Wilhelm Ebstein[50]) hat dem organischen Gerüst die entscheidende Rolle für die Entstehung der Steine zugeschrieben. Er fand das Gerüst auch im Harnsand und Harngries und in den Harnsäureablagerungen beim Infarkt der Neugeborenen, sowie in den Harnsäuresphärolithen, die er in der Niere von Versuchstieren nach Injektion von Harnsäure in die Blutbahn erhielt. Die Gerüstsubstanz stammt nach Ebstein entweder aus der Niere selbst, wie beim Harnsäureinfarkt, oder aus den Harnwegen, aus einer Abschilferung der Epithelien. In dem Auftreten dieser Gerüstsubstanz sieht Ebstein das Primäre der Harnsteinbildung. Er sagt: „Das organische Gerüst ist der Träger für die übrigen steinbildenden Substanzen, die dem Konglomerat die Härte und Festigkeit geben, indem durch sie das Gerüst petrifiziert wird. Dieses Gerüst, das auch in Form und Größe dem Konkrement selbst entspricht, ist eine unerläßliche Bedingung für die Weiterentwicklung und das Wachstum der Steine.“

Die Auffassung von Ebstein[51]), daß zur Bildung eines Steines eine spezifische Gerüstsubstanz erforderlich ist, die dem normalen Harn fehlt, hat sich nicht als völlig richtig erwiesen. Moritz[149]) und Pfeiffer[167]) haben darauf aufmerksam gemacht, daß jeder Krystall, jedes Sediment im sonst normalen Harn ein Gerüst besitzt. Aschoff[6]) bewirkte in der Blutbahn von Hühnern durch Ureterenunterbindung ein krystallinisches Ausfallen von Harnsäure, von der jeder Krystall ein organisches Gerüst hatte. Schreiber[200]) ließ Harnsäure aus eiweißhaltigen Lösungen krystallisieren und fand in den Krystallen das Eiweiß im gefällten Zustande.

Es ist selbstverständlich und stimmt mit unseren täglichen Erfahrungen überein, daß beim Vorgange der Krystallisation hochmolekulare und am meisten kolloide Stoffe eingeschlossen werden. Die Färbung aller Sedimente von Harnsäure und harnsauren Salzen beruht auf einem solchen physikalischen Festhalten von Farbstoffen. Dieses Festhalten ist eine Oberflächenerscheinung, und das Auftreten von Krystallen bedeutet die Entstehung frischer Oberflächen in großer Ausdehnung, an denen die Adsorption vor sich geht. Liegt ein Gemisch mehrerer adsorbierbarer Stoffe vor, so wird dasjenige sich an der Oberfläche niederschlagen, das die Oberflächenspannung am meisten erniedrigt. Da bereits die kolloidalen Stoffe der Körperflüssigkeiten in der Norm nicht von einheitlicher chemischer Natur sind, so wird auch die Gerüstsubstanz keine einheitliche sein. Sicher ist, daß sie eiweißartiger Natur sein kann.

Die Gerüstsubstanz gewann von neuem Interesse, als die Bildung von Niederschlägen und Konkrementen auf Fällungs- und Entmischungsvorgänge im kolloidalen System zurückgeführt wurden. Nachdem zuerst Lichtwitz[120]) diesen Weg für die Prozesse in der Galle beschritten hatte, hat H. Schade[194]) in Experimenten, die den natürlichen Verhältnissen allerdings wenig nahe kommen, versucht, die Entstehung der Harnsteinbildung mit Hilfe kolloidaler Reaktionen zu erklären.

Schade hat Blutplasma mit Aufschwemmungen frischgefällten Calciumcarbonats und -phosphats und ähnlicher Salze vermischt und durch Fibrinferment eine Fällung bewirkt. Es entstanden Niederschläge von Fibrin (Gerüstsubstanz), das die suspendierten Sedimente einschloß, allmählich an Festigkeit zunahm und zu steinähnlichen Gebilden wurde, die, wie Kleinschmidt[104]) bemerkt, nicht die geringste Ähnlichkeit mit einem Harnstein haben.

Das Experiment von Schade, dem in der Literatur eine sehr große Bedeutung beigelegt wird, sagt über das Geschehen im Organismus und über die Bedeutung der Kolloidfällung für die Konkrementbildung gar nichts aus. Es handelt sich in dem Experiment von Schade um ein Sediment, das bei einer Fibrinogengerinnung mit dem Fibrinniederschlag zusammenbackt. Wenn man einen Niederschlag von Calciumcarbonat in einer Kochsalzlösung aufschwemmt und das Chlorion mit Silbernitrat ausfällt, so entsteht in derselben Weise ein Gemisch der beiden Niederschläge. Daß der Fibrinniederschlag plastisch ist und eintrocknet, so daß eine harte trockene Masse entsteht, ist ebenso selbstverständlich, wie daß Schichten entstehen, wenn man eine Fibrinsedimentschicht auf die andere absetzen läßt. In diesen Experimenten bleibt der erste wichtige Akt der Stein-(Steinkern-)bilduug, nämlich die Entstehung des Sediments, ganz unberücksichtigt. Auch die Entstehung der kunstvollen Struktur findet keine Aufklärung.

Wenn auch die Versuche von Schade wenig dazu beitragen, die Entstehung der Harnsteine zu erklären, so hat Schade doch durch seine vergleichenden und allgemeinen Betrachtungen die Beziehungen zwischen Kolloidchemie und Konkrementbildung sehr bekannt gemacht. Es muß aber bemerkt werden, daß nicht Schade diese Beziehungen als erster aufgestellt hat, wie in der Literatur oft zu lesen ist. Doch kommt auch Lichtwitz nicht die Priorität zu. Sie gebührt Meckel v. Hemsbach, dessen wundervolle Schrift anscheinend mehr zitiert als gelesen wird. Meckel sagt: „Zwei nächste Ursachen sind in letzter Instanz zur Entstehung jedes wahren Gallen- und Harnsteins erforderlich, die Anwesenheit eines organischen Stoffs und namentlich Schleims, in dem Ablagerung von Salzen erfolgen kann, und andererseits eine für diese Ablagerung geeignete Harn- oder Gallenflüssigkeit, als Mutterlauge für Sedimente.“ Und weiter: „Die Anwesenheit eines sich zersetzenden organischen Stoffs und namentlich Schleims ist unbedingt notwendig, weil Harnsalze und Gallenstoffe für sich zwar krystallinische, pulverige oder körnige Niederschläge bilden können, niemals aber feste größere Stücke; nur wo organische Bindemittel von Versteinerungsmasse durchdrungen wird, entstehen Steine. Als versteinerungsfähiges Material kann jede abgestorbene organische Substanz dienen, nicht aber lebende, weil diese keine Niederschläge annimmt.“

Diese Sätze enthalten einen großen Teil der modernen Konkrementlehre. Meckel v. Hemsbach hat die Einheit aller in der Tierwelt vorkommenden geschichteten Steinbildungen erkannt und als „das regelmäßigste und schönste Ideal“ derselben die Perlen bezeichnet. „Die Perlen entstehen ebenso wie die Schalen von Muscheln und Schnecken durch Apposition von strukturlosen Schichten, die aus einem versteinernden weichschleimigen Sekret entstehen, und worin sich sekundär eine strahlig radiale Struktur und Krystallisationstendenz ausbildet.“

Schade hat als erster auf gleiche Vorgänge auch in der anorganischen Welt, auf die Ähnlichkeit des Lothringer Rogensteins und des Karlsbader Erbsensteins mit den Gallen- und Harnsteinen, hingewiesen. Die Rolle der organischen Substanz übernimmt hier ein anorganisches Kolloid, ein Brauneisenerzgel. Schade meint, daß die Schichtenbildung durch das Zusammentreffen der Ausfällungsvorgänge von Kolloiden und Krystalloiden zustande kommt. Ein gleichzeitiger Vorgang dieser Art an einer Oberfläche tritt aber nach allem, was wir von der Adsorption wissen, nicht ein. Anorganische Salze sind wenig oder gar nicht adsorbierbar, und nach Masino[134]) verdrängen stark adsorbierbare, selbst wenn sie in geringer Menge vorhanden sind, schwach adsorbierbare, auch wenn sie in großer Menge zugegen sind, aus der Oberfläche.

Diese Angelegenheit hat für uns ein nicht nebensächliches theoretisches Interesse, sondern eine ganz eminente praktische Bedeutung, die in der Frage klar wird: Wächst ein Stein konzentrisch durch gleichzeitige Apposition von Kolloid und von fertigen Krystallen (entsprechend der Anordnung in den Reagenzglasversuchen von Schade), oder wächst er auch in einer klaren, durch Kolloidschutz übersättigten Lösung? Mit andern Worten: erfolgt das Wachstum der Harnsteine von harmonischem Bau aus einem sedimenthaltigen oder aus einem klaren Harn?

In der Perle, der Muschel- und Eierschale erfolgt die Versteinerung aus einer übersättigten Lösung. In der gleichen Weise geschieht die physiologische und pathologische Verkalkung.

Auf die physikalisch-chemische Natur dieses Prozesses müssen wir jetzt eingehen.

Bereits oben ist ausgeführt, daß im Blutplasma durch den Kolloidschutz der Eiweißkörper kohlensaurer und phosphorsaurer Kalk in übersättigter Lösung gehalten werden. Die Salze selbst, bzw. ihre Ionen, sind in einer solchen Lösung, wie wir aus anderen Beispielen wissen (s. unten), freibeweglich, sie gehen in die Zellen und aus ihnen heraus und finden überall die gleichen günstigen Löslichkeitsbedingungen. Wo aber im Körper die Solnatur der Gewebe oder der Flüssigkeiten vernichtet ist, wo degenerative Prozesse, Verkäsung, hyaline Degeneration, Nekrose u. a. oder Gerinnungen entstanden sind, tritt oft in kurzer Zeit eine Ablagerung von Kalksalzen ein. Daß neben dieser Verkalkung von Geweben, die eine Kolloidfällung erlitten haben, auch Verkalkungen anscheinend normalen Gewebes, die metastatischen Verkalkungen Virchows, vorkommen, ist bekannt. Wenn in großem Maßstabe bei Osteomalacie, bei Myelomen usw., eine Entkalkung des Skeletts erfolgt, finden sich Kalkherde in unveränderten Organen, vorzugsweise in Lunge, Magen und Niere. In diesen Organen werden aus dem neutralen Medium des Blutes Säuren abgesondert; in der Lunge Kohlensäure, im Magen Salzsäure, und in der Niere der saure Harn. Zum mindesten vorübergehend muß die zurückbleibende Flüssigkeit oder die Zelle eine alkalische Reaktion haben, in der die Löslichkeit der in

Betracht kommenden Kalksalze (s. S. 46) eine geringere ist. Hierdurch und durch die großen Kalkmengen, die in diesem Falle im Blute kreisen, sind die metastatischen Kalkherde zu erklären (G. Wells). Die Kolloide sind nicht imstande, beliebige und unbegrenzte Mengen eines schwerlöslichen Stoffes in einer geschützten übersättigten Lösung zu halten, sondern hier bestehen quantitative Beziehungen, die durch eine zu hohe Kalkkonzentration gestört werden. Hofmeister[87]) und Tanaka[206]) haben im Versuch am Kaninchen gezeigt, daß Übersättigung der Gewebe mit Kalksalzen auch bei Abwesenheit von prädisponierenden pathologischen Veränderungen zu Verkalkung führt. Pathologische Gewebe aber verkalken ohne einen erhöhten Kalkgehalt der Säfte. Über den Modus dieses Prozesses hat man sich verschiedene Vorstellungen gemacht. Sicher ist, daß es sich nicht um eine primäre Kalkseifenbildung handelt, wie es u. a. Klotz[110]) auf Grund mikrochemischer Untersuchungen behauptet hat. Die chemische Analyse verkalkter Lymphdrüsen (Wells[215]) und verkalkter Aorten (Baldauf[20]) ergaben in bezug auf Kalkseifen ein negatives Resultat. Eine zweite These, daß Phosphorsäure, die aus untergehenden Nucleoproteiden frei werde, das Calcium binde, ist gleichfalls von Wells[215]) widerlegt worden, der bei 100^0 sterilisierte Gewebsstücke in die Bauchhöhle von Kaninchen brachte und die gleiche Verkalkung bei kernreichen und kernarmen Organen fand. Schon seit langer Zeit hat man eine besondere Affinität der verkalkenden Gewebe zu den Kalksalzen angenommen, und dieser unbestimmte Terminus hat dann insbesondere durch die Untersuchungen von Pfaundler[165, 166]) eine physikalische Färbung erhalten. Man hat von einer Adsorption der Kalksalze durch die Gewebe gesprochen, und auch Hofmeister bedient sich dieses Ausdrucks, obwohl bekannt ist, daß die Adsorbierbarkeit anorganischer Salze eine sehr geringe ist. Die Adsorption ist eine Oberflächenreaktion, gefällte Kolloide haben eine kleinere Oberfläche, und da nekrotische usw. Gewebe Kalk aufnehmen, normale aber nicht, so führt uns die Auffassung der Verkalkung als einer Adsorption zu dem Widerspruch, daß bei kleinerer Oberfläche besser adsorbiert wird.

Der Vorgang der Verkalkung erklärt sich in zwangloser Weise mit Hilfe der Kolloidchemie. In allen Partien, in denen nach Kolloidfällung keine Löslichkeitserhöhung durch Kolloidschutz mehr besteht, also die Löslichkeitsverhältnisse denen im Wasser ähnlich oder gleich geworden sind, fallen die schwerlöslichen Salze, die durch Diffusion in das Gewebe gelangen, aus. Dadurch wird die Konzentration in den verkalkenden Partieen herabgesetzt; eine neue Diffusion ist die Folge, der ein erneutes Ausfallen folgt. Dieser Vorgang wiederholt sich, solange die Möglichkeit eines Austausches von Wasser und Salzen zwischen dem verkalkenden Gebiet und den Körperflüssigkeiten besteht, und erklärt, wie ein nekrotischer Bezirk sich bis zur völligen Versteinerung mit Kalksalzen imprägnieren kann[124]).

Dieses Prinzip ist für die Steinbildung von sehr großer Wichtigkeit. Wir werden eine Reihe von Beispielen kennen lernen, in denen dieser Mechanismus für ganz verschiedene gelöste Stoffe und für gefällte Kolloide ganz verschiedener chemischer Konstitution deutlich ist*).

Wenn wir jetzt die Genese der Konkremente von kunstvollem Bau betrachten, so ist das erste Erfordernis ein Steinkern, der im Körper selbst gebildet oder von außen eingedrungen sein kann. Als Steinkerne kommen in erster Linie Sedimente in Betracht, die, um zu einem Konkrement heranzuwachsen, haften müssen. Das Haften mag durch mechanische Verhältnisse, Lageanomalien, Abflußerschwerung usw. begünstigt werden. Sowohl für die Gallen- wie für die Harnsteinebildung wird ja als prädisponierendes Moment eine Stauung allgemein angenommen.

Obgleich spezielle Untersuchungen über diese Frage nicht existieren, ist wohl mit Sicherheit anzunehmen, daß der Harn die Harnwege nicht benetzt, d. h. daß seine Kohäsion größer ist als seine Adhäsion. Würde eine Benetzung der capillaren Röhrchen der Niere eintreten, so wäre der Abfluß des Harns erschwert oder aufgehoben. Beim Aufschneiden von Nierenbecken, Ureter und Blase kann man kein Haften von Harn beobachten.

Es erscheint nun möglich, daß eine Benetzung von Wand durch Harn aus zwei Gründen eintritt: entweder durch Veränderung des Harns oder durch Veränderung der Wand.

Die Oberflächenspannung zwischen festen und flüssigen Körpern und besonders zwischen Gallerten und Flüssigkeiten ist noch viel zu wenig durchforscht für eine einigermaßen gesicherte Betrachtung der

*) Durch eine Reihe analytischer Arbeiten (Literatur s. Schultze[202]) ist unzweifelhaft, daß die Niederschläge bei der physiologischen und pathologischen Verkalkung von der gleichen Zusammensetzung sind. Pfaundler[165]) hat aus seinen Versuchen die Schlußfolgerung gezogen, daß der Knorpel vor der Verknöcherung eine Umwandlung erfahren muß, durch die das Gewebe eine spezifische Affinität zu Kalksalzen gewinnt. Die derart zum Kalksalzfänger umgewandelte Masse wird zunächst von gelösten Kalksalzmengen durchdrungen, die mit der organischen Grundlage in Verbindung treten und bei ihrem Altern präzipitieren. Man kann wohl mit großer Wahrscheinlichkeit annehmen, daß es sich bei der physiologischen Verkalkung um Zustandsänderungen des Knorpels handelt, die etwa einer Gerinnung der Zellkolloide entsprechen könnte. Derartige Zustandsänderungen in anderen Zellen (Niere, s. S. 54) sind uns wohl bekannt. Es ist oben erwähnt, daß solche Zustandsänderungen beim Altern von Kolloiden eintreten, und so kommt F. Göppert zu der plausiblen Annahme, daß es sich bei der Rachitis um ein Verharren in dem jugendlichen Zustand, um eine Verzögerung der normalen Knorpelinvolution handelt (persönliche Mitteilung).

Ist also bei der physiologischen und pathologischen Verkalkung die Genese einheitlich zu erklären, so besteht ein wichtiger Unterschied in bezug auf die Löslichkeit der Verkalkungen. Unter vielen Verhältnissen treten am Skelett Lösungsprozesse ein, die auch bei der Beobachtung des Stoffwechsels (Osteomalacie, Acidose usw.) gefunden werden. Es wäre sehr interessant zu wissen, ob in solchen Fällen auch in verkalkten Drüsen eine Kalklösung erfolgt. Es ist mit großer Wahrscheinlichkeit anzunehmen, daß hier dieser Prozeß weniger oder gar nicht eintritt, da die abgestorbenen Partien keinen eignen Stoffumsatz haben, also weder Kohlensäure noch wie bei krankhaftem Gewebsabbau starke organische Säuren produzieren, die imstande sind unlösliche Kalksalze aufzulösen. So erklärt es sich wohl, daß pathologische Verkalkungen dauernde Gebilde sind.

hier vorliegenden Verhältnisse. Wenn man auf die Oberflächenbeziehung von Harn zu Wand der Harnwege einen Schluß machen darf aus dem Verhalten des Harns zu Glas, so lehrt eine nicht seltene Beobachtung, daß ein Harn, der mit einem Sedimentum lateritium entleert wird, Glas sehr stark benetzt, so daß eine capillare Schicht, in der die Niederschlagteilchen in lebhafter Bewegung sind, mehrere Zentimeter über das Flüssigkeitsniveau in die Höhe steigt. Durch einen Niederschlag in feinster Verteilung wird die Oberflächenspannung so weit erniedrigt, daß eine Vergrößerung der Oberfläche eintritt. Wenn dieser Vorgang auf die Verhältnisse im Körper übertragen werden kann, wofür aber die Zulässigkeit nicht unbedingt feststeht, so kann die Ursache für das Haften eines Niederschlages in diesem selber gelegen sein. Zweifellos vermag aber auch eine Veränderung der Wand der Harnwege, die in einer Schwellung, Epithelabschilferung od. dgl. bestehen kann, andere Oberflächenverhältnisse zu bieten, die der Benetzung günstiger sind als eine normale Schleimhaut.

Eine Veränderung der Wandbeschaffenheit kann aber auch eine andere Wirkung haben. Sie kann eine Oberfläche bieten, die dem kolloidalen Milieu des Harns fremd, die für die in ihrem Zustande labilen Kolloide aktiv ist, d. h. die Adsorption und Verfestigung begünstigt. Wenn wir uns darüber Klarheit verschaffen wollen, wie um einen Kern das Wachstum zum Konkrement vor sich geht, ob aus chemischen oder physikalischen Gründen, so muß vor allem hervorgehoben werden, daß nicht nur Sedimente und Schleimhautfetzen Steinkerne sind, sondern Schleim- und Fibringerinnsel, Blutkoagula, Bakterienhaufen, Distomumeier und Fremdkörper aus dem verschiedensten Material. Alle diese Stoffe haben irgendeine chemische Eigenschaft nicht miteinander gemeinsam; gemeinsam ist ihnen nur eine physikalische Qualität, die dem Harn fremde Oberfläche.

Die Steinbildung um einen Kern ist ein Vorgang an einer fremden aktiven Oberfläche.

An solchen Oberflächen reichern sich Kolloide an. Die Oberflächenschicht kann sich verfestigen; es bildet sich ein Häutchen. Ist diese Kolloidfällung in einer Form erfolgt, die den Kolloidschutz aufhebt, und ist die entstandene Haut für Salze permeabel, so inkrustiert sich die Schicht mit dem Versteinerungsmaterial, dessen Löslichkeit in dieser Schicht, wie im Wasser, von Konzentration und Reaktion abhängen wird. Die neue Schicht wirkt weiter als fremde Oberfläche, und der Prozeß der Kolloidfällung und Versteinerung wiederholt sich.

Daß es sich bei der Entstehung dieser Schichten nicht um ein gleichzeitiges Festhalten von Kolloid und Sediment handelt, geht auch daraus hervor, daß in den Steinen von kunstvollem Bau das Versteinerungsmaterial nicht in den Krystallformen erscheint, denen wir in den Sedimenten begegnen.

Es besteht sehr wohl die Möglichkeit, daß noch sekundär im Konkrement eine Umformung der Krystalle erfolgt. Da man aber auch in jungen Steinen und in neuen Steinschichten die gewöhnlichen Krystallformen der Sedimente nicht findet, so kann kein Zweifel bestehen, daß ein Konkrement im klaren Harn wachsen kann.

Der Vorgang wird anschaulich durch folgenden Modellversuch:

Wenn man die Ionen des Harns zu löslichen Salzen gruppiert (vgl. S. 33), und jedes dieser Salze für sich in einer 1 proz. Gelatinelösung löst, die Lösungen zusammengießt, so daß im Gesamtvolumen die Konzentrationen die gleichen sind, wie im Urin, so erhält man einen „künstlichen Harn", in dem die Sedimentierung gar nicht oder nur sehr langsam und geringfügig eintritt, während meistens sofort ein dicker Niederschlag erfolgt, wenn man statt der Gelatinelösung Wasser nimmt. Läßt man den künstlichen Harn stehen, so bildet sich auf seiner Oberfläche ein Häutchen (s. oben), das sich inkrustiert, dadurch schwerer wird und nach unten sinkt. Auf dem Flüssigkeitsspiegel bildet sich ein neues Häutchen, dem es ebenso geht. So entstehen inkrustierte Schichten eines geronnenen Kolloids, von denen drei in der Abbildung zu sehen sind, während die Lösung selbst klar bleibt. Diese Schichten sind das Analogon eines Steines. Nur sind sie in diesem Versuch nach ihrer Schwere orientiert.

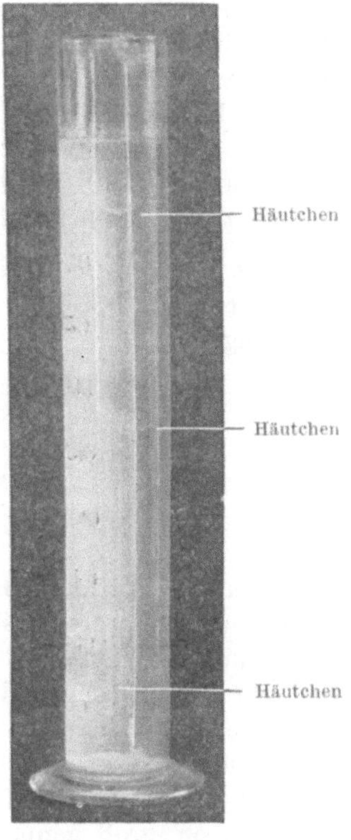

Abb. 1. Verkrustung ein. Oberflächenhäutchens auf einem künstlichen Harn.

Diese Erkenntnis des Steinwachstums aus einer klaren Lösung führt zu einer überraschenden Schlußfolgerung, die auch nicht neu ist. Meckel von Hemsbach sagt (S. 4): „Der etwas modernen Ansicht zuwider schließt sich die Bildung von krystallinischen Sedimenten und geschichteten Steinen gewissermaßen gegenseitig aus." Da durch ein Sediment die Konzentration des versteinernden Stoffes beträchtlich herabgesetzt wird, so kann das Wachstum eines Steines durch Inkrustation mit demselben Stoff nicht oder nur sehr viel schwächer erfolgen.

Der hier in seinen allgemeinen Zügen geschilderte Modus der Steinbildung um einen Kern wird im speziellen Teil eine Modifikation erfahren für einen wichtigen Stein, den sogenannten reinen Cholesterinstein. Der Wechsel von Schichten verschiedener chemischer Zusammensetzung hat mit dem allgemeinen Prinzip nichts zu tun und wird im speziellen Teil erörtert werden.

Wie die radiäre Anordnung in den Konkrementen erfolgt, ist mit der gleichen Sicherheit nicht zu sagen. Es ist möglich, daß es sich um ein Wachsen der Krystalle in der Richtung des Diffusionsstromes handelt. Es können aber sehr wohl auch besondere Spannungszustände im Konkrement beteiligt sein, für deren Verständnis dem Verfasser die physikalischen Kenntnisse fehlen.

Die ätiologische Genese, die Frage der entzündlichen und nicht entzündlichen Steinbildung, wird im speziellen Teil diskutiert werden.

II. Spezieller Teil.

A. Die Entstehung von Niederschlägen und Konkrementen im Harn und in den Harnwegen.

1. Der Harn als wässerige Lösung.

Der Harn ist eine Lösung von Anelektrolyten und Elektrolyten. Die Elektrolyte sind wohl zum überwiegenden Teil dissoziiert. Da die Fällungsreaktionen, durch die wir die Elektrolyte erkennen, Ionenreaktionen sind, so soll die Aufzählung der hier in Betracht kommenden Elektrolyte nicht als Salze, sondern als Ionen erfolgen. Der Harn enthält an Kationen:

$$Na^+, \quad K^+, \quad NH_4^+, \quad Ca^{++}, \quad Mg^{++}, \quad H^+,$$

an Anionen:

$$Cl', \; H_2PO_4', \; HPO_4'', \; SO_4'', \; HCO_3', \; CO_3'', \; C_2O_4'', \; C_5H_3N_4O_3', \; OH'.$$

Die Mengen, in denen sich die wichtigsten Ionen, berechnet nach den Durchschnittswerten in der Tagesmenge Harn (1500 ccm) befinden, sind folgende:

Kationen		Anionen	
Na^+	3,7 bis 5,9 g	Cl'	6,2 bis 9,2 g
K^+	2,4 bis 3,3 g	H_2PO_4'	4,7 g
HN_4^+	0,70 g	SO_4''	2,45 g
Ca^{++}	0,22 g	C_2O_4''	0,02 g
Mg^{++}	0,3 g	$C_5H_3N_4O_3'$	0,7 g

Von den Kationen bilden die Alkalien mit den Anionen, mit Ausnahme der schwerer löslichen sauren Natrium- und Ammoniumurate, keine unlöslichen Salze; nur in einem Falle tritt das Ammonium in ein sehr schwer lösliches komplexes Salz (Ammoniummagnesiumphosphat) ein. Die Erdalkalien (Ca und Mg) bilden leicht lösliche Chloride. Magnesiumsulfat ist im Wasser gut löslich. Die Löslichkeit von Calciumsulfat ist geringer (0,202 g wasserfreies Salz in 100 g Wasser), aber immer noch groß genug, daß das Löslichkeitsprodukt von Ca^{++}- und SO_4''-Ionen im Harn nur selten überschritten ist. Die Beständigkeit dieser Lösungen ist unabhängig von der sauren oder alkalischen Reaktion, wie sie im Harn vorkommt.

Die Reaktion des Harns, d. h. sein Gehalt an H^+- bzw. OH'-Ionen ist für die Vorgänge der Salzfällung von großer Bedeutung. Der Harn des Menschen reagiert unter normalen Verhältnissen der Ernährung und der Nierensekretion sauer, d. h. er enthält freie Wasserstoffionen, die im Stoffwechsel durch die Oxydation des Eiweißschwefels, die Abspaltung der Phosphorsäure aus den Nucleinsäuren, die Oxydation des Purins und durch die Bildung organischer Säuren entstehen. Die Menge dieser Wasserstoffionen schwankt nach Höber[84]) im normalen Harn zwischen 1×10^{-7} und 100×10^{-7} g, d. h. 1 g Wasserstoffionen befinden sich in 10 Millionen bis 100 000 l Harn. Je höher die Konzentration von H^+ im Harn ist, um so mehr wird die Dissoziation der schwachen Säuren (Harnsäure) zurückgedrängt. Ist der Harn eine gesättigte Harnsäurelösung, so wird die Löslichkeit um den Wert der Dissoziationsverminderung überschritten, und Harnsäure muß ausfallen. In analoger Weise ist für die Bildung der aus Erdalkalien, Phosphat und Carbonat bestehenden Niederschläge die neutrale oder alkalische Reaktion von Bedeutung. In den neutralen und alkalischen Harn gehen leicht Carbonate in wechselnden Mengen über. In dem alkalischen Harn befindet sich die Phosphorsäure überwiegend als Na_2HPO_4, das durch Hydrolyse der Lösung eine alkalische Reaktion erteilt. Calciumphosphat und Calciumcarbonat sind sehr unlösliche Verbindungen, und die Konzentration von Ca^{++} und Na_2PHO_4 ist bereits im neutralen und sogar schon im schwachsauren Harn groß genug, um einen Niederschlag zu ergeben.

Ein außerordentlich geringes Löslichkeitsprodukt haben Ca-Ionen neben Oxalationen. Calciumoxalat ist in freier Salzsäure und Salpetersäure löslich. Die saure Reaktion des Harnes ist nicht ausreichend, die Fällung des oxalsauren Kalkes zu verhindern. Man findet Sedimente von oxalsaurem Kalk bei allen möglichen Harnreaktionen. Nach den Untersuchungen von Kohlrausch[113]) ist bei 18° in 100 g Wasser 0,56 mg wasserfreies Calciumoxalat löslich. In der Tagesmenge Harn könnten also 8,4 mg gelöst bleiben. Die tägliche Oxalsäuremenge von 20 mg (Fürbringer[65]) würde 32 mg oxalsauren Kalk ergeben, also fast das Vierfache des Wertes der gesättigten wässerigen Lösung. Diese Löslichkeitsüberschreitung kann noch um das Vielfache übertroffen werden. So berichtet Umber[211]) über einen Fall von Oxalsäurevergiftung, der an einem Tage in 530 ccm sauren Harns 126,1 mg Oxalsäure in gelöstem Zustande ausschied; erst nach einigem Stehen traten Oxalatkrystalle auf. Diese 126,1 mg Oxalsäure entsprechen 202 mg Calciumoxalat (wasserfrei). Der Harn enthielt also 38 mg oxalsauren Kalk bei 37° in 100 ccm gelöst, d. i. 68mal soviel als in der gleichen Menge Wasser bei 18° möglich ist.

Ganz ähnlich liegen die Verhältnisse für die Harnsäure. Nach den Untersuchungen von His und Paul[83]) ist bei 18° 1 g Harnsäure löslich in 39,4 l Wasser, nach den Messungen von Gudzent[74]) bei 37° in 25 l. Es würden also 0,7 g Harnsäure zur Lösung bei 18° 25,6 l, bei 37° 17,5 l Wasser brauchen. Im Harn aber finden wir auch bei saurer Reaktion noch größere Mengen im täglichen Harnquantum gelöst.

Der Harn ist also für die Steinbildner eine stark übersättigte Lösung von sehr großer Stabilität.

Aus der Phasenregel von Gibbs ergibt sich mit Notwendigkeit, daß eine übersättigte Lösung nicht beständig ist bei Gegenwart des gelösten Stoffes in fester Form. Durch Hinzufügen desselben, durch die sogenannte Impfung, kann man ein oft plötzliches Auskrystallisieren hervorufen. Im allgemeinen wird die Schnelligkeit der Krystallisation von der Zahl der anwesenden, als Krystallisationspunkte wirkenden Krystalle abhängig sein. Der Prozeß führt zu einem Gleichgewicht, das dann erreicht ist, wenn die Lösung den Konzentrationspunkt der Sättigung erlangt hat.

Wenn also der Harn eine einfache übersättigte Lösung ist, so muß bei Gegenwart eines Sedimentes nach ausreichender Zeit (24 bis 48 Stunden) eine gesättigte wässerige Lösung übrigbleiben.

Das geschieht, wie folgende Beobachtungen lehren, nicht.

Eine Patientin mit myeloischer Leukämie hatte in einem stark sauren Harn stets ein reichliches Sediment von Harnsäure in Wetzsteinform. Es wurde die Gesamtharnsäure und die Harnsäure des Filtrats (gelöste Harnsäure) bestimmt.

Datum	Harnmenge	g U in 24 Std.	mg U in 100 ccm
13. 10. 09	1160	0,6354	14,5
14. 10.	1329	0,6279	22,4
15. 10.	1440	0,7357	28,3
16. 10.	1380	1,0201	19,0
17. 10.	1095	0,7917	22,2

In 100 ccm Wasser sind bei 18° 2,54 mg Harnsäure löslich. Bei der sauren Reaktion, die nicht gemessen ist, würde der Sättigungspunkt noch unter diesem Werte liegen.

Das gleiche Resultat, aber ohne Berücksichtigung der Zeit, die bis zum Beginn der Analyse verstrichen ist, geben die Untersuchungen von Erich Meyer[141]) der gleichzeitig die Ionenacidität gemessen hat.

Bei (H^+)-Werten von 1×10^{-5} bis 3×10^{-7}, aber unabhängig von ihnen, beträgt die Konzentration der in Lösung verbliebenen Harnsäure 8,2 bis 51 mg in 100 ccm. Nur in zwei Analysen ist der theoretische Wert der wässerigen Löslichkeit erreicht (1,92 bis 2,3 mg bei $(H) = 4 - 5 \times 10^{-6}$), bei einem extrem dünnen Harn von 1001,7 bzw. 1001,3 spez. Gewicht.

Ebenso liegen die Verhältnisse in den Harnen, in denen ein Sedimentum lateritium ausgefallen ist.

Datum	mg gelöstes Mononatriumurat in 100 ccm
17. II. 09	72,0
18. II.	71,5
19.	92,0
20.	36,4
21.	90,2
22.	101,9
23.	83,4

Der Kochsalzgehalt dieser Harne, der in der hier wiedergegebenen Periode nicht, aber bei derselben Kost unmittelbar vorher längere Zeit bestimmt wurde, lag zwischen 0,885 und 1,695 Proz. (Mittel 1,083 Proz.).

Bei 18° und einem NaCl-Gehalt von 0,814 Proz. beträgt nach Gudzent die Löslichkeit des sauren Natriumurats in 100 ccm Wasser 18,4 mg (Lactam) bzw. 8,3 mg (Lactim) (s. unten).

Dasselbe Resultat hatten folgende Untersuchungen:

mg gelöstes Mononatriumurat in 100 ccm	(H^+)	Titrationsacidität	Proz. NaCl
72,3	8×10^{-6}	54,5	1,55
60,2	3×10^{-6}	63,2	1,64

In allen diesen Fällen bleibt die Lösung weit konzentrierter, als den Verhältnissen der wässerigen Löslichkeit entspricht. Sie strebt zum mindesten dem normalen Gleichgewicht mit so großer Langsamkeit zu, daß die Annahme einer einfachen Übersättigung nicht statthaft ist.

Kohler[111]) hat nachgewiesen, daß in einer vierfach übersättigten wässerigen Mononatriumuratlösung bereits nach 20 Stunden reichlich Bodenkörper entstanden ist, und daß die Schnelligkeit des Krystallisierens von der Menge der Bodenkörper abhängt. Bei gleichzeitiger Anwesenheit von NaCl (1 Proz.) wird in einer übersättigten wässerigen Mononatriumuratlösung der Gleichgewichtszustand schnell erreicht.

Wodurch wird die abnorme Löslichkeit der schwerlöslichen Salze und Säuren im Harn bedingt?

Vielfach ist die Ansicht ausgesprochen, daß ein Körper durch die Anwesenheit eines zweiten in Lösung gehalten wird. Derartige Löslichkeitsänderungen durch Zusatz von Anelektrolyten und Elektrolyten ohne differente Reaktion kommen zweifellos vor. Aber diese Verhältnisse sind von den Physikochemikern noch zu wenig bearbeitet, um für die komplizierten Bedingungen des Harns anwendbar zu sein.

Ein einfacher Versuch zeigt, daß diesen Löslichkeitseinflüssen für den Harn eine entscheidende Bedeutung nicht zukommt.

Es werden die Kationen und Anionen des Harns in passenden Gewichtsverhältnissen zu löslichen Salzen gruppiert und jedes Salz für sich in 150 ccm Wasser gelöst. Die 10 Lösungen enthalten:

1. NaCl 5 g + 20 g Harnstoff,
2. KCl 3 g,
3. $CaCl_2$ 0,61 g,
4. $MgCl_2 + 6 H_2O$ 1,85 g,
5. K_2SO_4 4,5 g,
6. NH_4Cl 2,2 g,
7. $NaH_2PO_4 + 1 H_2O$ 3,6 g,
8. $Na_2HPO_4 + 12 H_2O$ 7,00 g,
9. $(COOH)_2 + 2 H_2O$ 0,03 g,
10. Harnsäure 0,7 g gelöst als saures Natriumurat (nicht vollständig gelöst, filtriert).

Gießt man die klaren Lösungen in der Reihenfolge der Aufzählung zusammen, so entsteht in der annähernd neutralen Flüssigkeit sofort oder nach kurzer Zeit ein Niederschlag.

Wir haben bereits oben (S. 29) gehört, daß ein analoger Versuch, in dem das Wasser durch eine 1 proz. Gelatinelösung ersetzt ist, nicht oder nur sehr langsam und in sehr geringem Grade zu einem Niederschlag führt. Daß im Harn auf dieselbe Weise die abnorme Löslichkeit besteht, lehrt ein Versuch, in dem durch Dialyse die Kolloide von den in echter Lösung befindlichen Stoffen getrennt werden.

Zur Dialyse wurden Kollodiumsäcke verwandt, die nach einem von W. Biltz ersonnenen Verfahren*) durch einen in der Membran erzeugten Niederschlag von Ferrocyankupfer gedichtet waren.

Es wurde eine gemessene Menge Harn gegen ein nur wenig größeres, einige Male gewechseltes Quantum Wasser dialysiert. Die vereinigten Außenwässer wurden im Wasserbad auf das angewandte Harnvolumen eingedampft, und die in der eingeengten Flüssigkeit vorhandenen Sedimente mikroskopisch und chemisch untersucht.

---

*) Persönliche Mitteilung.

Nur ein Teil der Versuche ergab ein positives Resultat. Oft waren die Membranen, besonders bei länger dauernden Versuchen, für Kolloide durchgängig, so daß das Außenwasser kolloidale Goldlösung schützte; in anderen Fällen sedimentierte der zur Kontrolle aufbewahrte Harn, so daß das Resultat wertlos wurde, und nicht selten wuchsen Hefepilze im Wasser, so daß eine eindeutige Beurteilung nicht mehr möglich war. Doch ist die Zahl der einwandfreien Versuche groß genug. In diesen fällt in dem eingedampften Wasser ein Sediment aus, das in einigen Fällen aus den drei Steinbildnern Harnsäure, Calciumoxalat und Calciumphosphat bestand. Am regelmäßigsten war das Ausfallen von oxalsaurem Kalk, das ja auch von der Reaktion am unabhängigsten ist.

Damit ist der generelle Beweis erbracht, daß die abnorme Löslichkeit im Harn auf Kolloidschutz beruht. Weitere experimentelle Belege werden wir später kennen lernen.

2. Die Kolloide des Harns.

a) Chemische Natur, Menge, Herkunft der Harnkolloide. Die kolloidale Natur des Harns ist schon lange bekannt. Die Eigenschaft des Harns, mit abnehmender Geschwindigkeit zu filtrieren und schließlich das Filter zu verstopfen, wurde bereits von Huppert[91]) auf Stoffe von kolloidalem Charakter bezogen. Landwehr[117]) und Baisch[19]) haben das nichtdialysierende tierische Gummi im Harn beschrieben, Salkowski[88]) hat ein stickstoffhaltiges komplexes Kohlehydrat gefunden. Von besonderer Bedeutung ist der Befund von C. A. H. Mörner[146]), daß der Harn Nucleinsäure und Chondroitinschwefelsäure, zwei Körper von kolloidalem Charakter, enthält. Daß auch im normalen Harn Eiweiß enthalten ist, hat zuerst Posner[172]) gefunden. Dem Urochrom kommt aber im Gegensatze zu der Angabe von Klemperer[105]) keine kolloidale Natur zu (Determeyer und Wagner[46]), Lichtwitz und Rosenbach[122]); doch sind in manchen Harnen neben dem durch die Membran diffundierenden Farbstoff, in kleineren Mengen Farbstoffe von Kolloidcharakter enthalten (eigene Beobachtungen).

Unter pathologischen Verhältnissen kann Zahl und Menge der Kolloide eine weit größere sein durch das Auftreten von Eiweiß, Hämoglobin, Bestandteilen der Galle, Schleim, Glykogen, Dextrinen u. a. m.

Die Menge der Kolloide des normalen menschlichen Harns ist zuerst von P. Eliacheff[53]) ermittelt worden. Er fand 0,138 g im Liter. Etwas höhere Werte (0,218 bis 0,68 g) fand Kumoji Sasaki[189]). Durchschnittliche Mengen von 0,44 bis 0,60 g M. Savarè[190]) bei Frauen. Nach eigenen Untersuchungen betrug bei Gesunden die Menge der adialysablen Substanz durchschnittlich 0,83 g im Liter. Der Fieberharn ist sehr reich an Kolloiden (2,05 g im Liter, Sasaki). Eine geringe Steigerung fand Savarè bei nephritischen Frauen, eine starke (2,25 bis 13,84 g im Liter) bei Eklampsie. Bei akuten und chronischen Nierenentzündungen kann nach Untersuchungen von Lichtwitz[125]) die Menge der nichteiweißartigen Kolloide mitunter ganz erheblich vermehrt sein. Der höchste Wert, der beobachtet wurde, war 28,96 g Kolloid bei 24,02 g Eiweiß im Liter. In einem Falle ging der Kolloidgehalt dem Eiweißgehalt parallel. Große Kolloidmengen bei akuter und chronischer Nephritis bis zu 4 g im Liter hat auch O. Höper[85]) gefunden (vgl. auch Eskuchen[54]). Es entsteht nun die Frage nach der Herkunft der Harnkolloide. Nach Savarè ist ihre Menge unabhängig von Hunger und Nahrungsaufnahme, während Ebbecke[49]) beim Hund das Gegenteil gefunden hat. Zweifellos aber können aus dem Blut kolloidale Stoffe durch die Nieren hindurchgehen. Die Vermehrung der Harnkolloide bei Erkrankung der Nieren weist aber wenigstens mit einiger Wahrscheinlichkeit für einen Teil dieser Stoffe auf die Niere selbst als Quelle hin. Diese Annahme findet eine Stütze darin, daß der Prozeß der Harnbildung ein Vorgang im heterogenen System ist, bei dem Zustandsänderungen des Zellinhalts von entscheidender Bedeutung sind. Wird ein Tröpfchen Harn oder ein Sphärolith Harnsäure (W. Ebstein und Nikolaier[52]), Minkowski[144]) aus dem Zellinhalt differenziert, so muß sich an dieser Oberfläche durch Adsorption etwas von den Zellkolloiden niederschlagen, das dann mit dem zu sezernierenden Material in die Harnwege gelangt. Der normale Eiweiß- und Kolloidgehalt des Harns muß mindestens zum Teil auf diesen adsorbierten Stoffen beruhen. Für diese Herkunft der Harnkolloide spricht eine Beobachtung, die hier vorerst nur kurz berührt werden soll. Im alkalisch sezernierten Harn (bei Herbivoren, bei der Phosphaturie des Menschen und nach Alkaligebrauch), also bei einem Sekretionsmodus, der sich von dem unterscheidet, der zu einem sauren Harn führt, tritt ein neues, ätherlösliches Kolloid im Harn auf. Der Befund von Orth[156]), daß beim Versiegen des Glomerulus das entsprechende Kanälchensystem nur kolloidale Massen sezerniert, scheint diese Auffassung der Herkunft der Harnkolloide zu unterstützen.

b) Der Lösungszustand der Harnkolloide. Daß in der kolloidalen Struktur des Harns sehr bald nach seiner Entleerung Veränderungen vor sich gehen, lehrt die Beobachtung der Nubecula, die nach Mörner[146]) infolge einer Fällung des Harneiweißes durch Nucleinsäure und Chondroitinschwefelsäure entsteht. Da alle diese Stoffe kolloider Natur sind, so stellt die Nubeculabildung das erste Beispiel einer gegenseitigen Ausfällung zweier Kolloide dar. Seltener trifft man hochgradigere Gerinnungsvorgänge. So sahen wir bei einem Patienten, bei dem eine orthostatische Albuminurie eben abgeklungen war, eine Harnportion, die aus einem gelatinösen Klumpen bestand. Harne von hoher Viscosität und zäher Beschaffenheit, so daß sie beim Übergießen Fäden ziehen, haben wir bei einer Diabetischen öfter beobachtet. Davydow[45]) führt die schleimige Beschaffenheit von Diabetikerharnen auf eine Umwandlung des Zuckers durch den B. viscosus zurück. In unserem Falle war der steril entnommene Harn frei von Bakterien. Über die Natur des schleimigen Stoffes konnten wir aber bisher keinen Aufschluß gewinnen. Jeder Harn enthält Goldlösung schützende Kolloide, die man durch Dialyse, durch Adsorption an einen beim Schütteln mit Benzin entstehenden Schaum und durch Fällen mit Alkohol nach Salkowski[188]) darstellen kann. Die Goldzahl des Harns steht zu der Kolloidmenge (bestimmt durch Wägung des Dialysetrockenrückstandes) in keinem konstanten Verhältnis, d. h. die Kolloide befinden sich im Harn nicht immer und vollständig in fein verteiltem Zustande, sondern oft ganz oder zum Teil in dem der Ausflockung. Diese Fällung der Harnkolloide kann reversibel sein und beim Erwärmen oder Aufkochen in einen besseren Lösungszustand übergehen, woraus zu ersehen ist, daß die Harnkolloide sich in bezug auf die Temperaturbeeinflussung ihres Lösungszustandes wie Gelatine verhalten können. Neben dieser reversiblen Fällung kommt eine irreversible vor. Solche Harne haben bei einem beträchtlichen Kolloidgehalt weder vor noch nach dem Aufkochen eine Schutzwirkung. Auch das Eiweiß befindet sich häufig im Urin im Zustande einer sehr schlechten Verteilung, die gröber ist als seiner Dispersion im Blutserum entspricht. Die Ausflockung des Eiweißes kann so weit gehen, daß, wie man gelegentlich beim Abklingen einer akuten Nephritis beobachten kann, mit Einsetzen einer Polyurie der Harn kein gelöstes Albumen mehr enthält, sondern von einer außerordentlich feinen, aus geronnenem Eiweiß bestehenden Trübung ganz dicht erfüllt ist. Eine besondere Art der Eiweißfällung im Harn ist die Cylinderbildung, die mit einer schlechten Verteilung des gelösten Eiweißes parallel geht (O. Höper[85]). Die Cylinderbildung, die auch zu der Harnacidität in Beziehungen steht, wird durch eiweißfällende Agentien gefördert. Der regelmäßige Cylinderbefund bei Ikterus ist sicherlich auf die eiweißfällende Wirkung der Gallensäuren zurückzuführen. Wie aber die Formation dieser Gebilde lehrt, ist die Oberfläche hier von einer großen Bedeutung. In den kapillaren Harnwegen tritt bei der großen Oberfläche eine Kolloidverfestigung an der Grenzfläche besonders leicht ein. Und es ist sehr wohl möglich, daß bei Erkrankung des Nierenparenchyms die Zelloberfläche eine Beschaffenheit annehmen kann, die dem Gerinnungsprozeß sehr förderlich ist.

Daß bei katarrhalischen und entzündlichen Prozessen in den ableitenden Harnwegen Mucin und Fibrinogen gerinnen, ist bekannt.

Gegenseitige Fällungen von Kolloiden kommen im Harn vor, ohne daß die Änderung des Lösungszustandes so weit geht, daß ein sichtbarer Niederschlag eintritt. Da die Kolloide, wie wir im folgenden Kapitel des Genaueren erfahren werden, die abnormen Löslichkeiten unterhalten, so kann man aus einer Sedimentbildung auf eine Änderung des Lösungszustandes der Kolloide schließen. Die Häufigkeit von Harnsedimenten bei orthostatischer Albuminurie, das nicht seltene Zusammentreffen von Oxalurie mit Prostato- und Spermatorrhöe weisen darauf hin, daß in diesen Fällen bei absoluter Vermehrung der Kolloide durch gegenseitige Fällung von Kolloiden die Schutzwirkung eine kleinere geworden ist.

3. Die Niederschlagsbildung.

a) Löslichkeit und Sedimentierung der Harnsäure und der harnsauren Salze. Die Konzentration der Harnsäure und ihrer Salze (des Urations) im Harn ist bereits im Vergleich zu der Löslichkeit im reinen Wasser eine außerordentlich hohe. Durch die saure

Reaktion des Harns müßte, wenn es sich um rein wässerige Lösungen handelte, die Löslichkeit der Harnsäure, durch die beträchtliche Konzentration an Natriumionen die Löslichkeit des Mononatrimurats kleiner sein als im Wasser. Von extremen Fällen von Polyurie abgesehen, gibt es keinen Harn, der nicht eine in bezug auf Harnsäure oder Urat übersättigte Lösung darstellte. Daß es die Harnkolloide sind, die eine solche Lösung ermöglichen, hat zuerst G. Klemperer[105]) ausgesprochen. Er hat gefunden, daß kolloidale Lösungen (Pepton, Gelatine, Stärke) die Löslichkeit der Harnsäure erhöhen, und er hat das Urochrom für die Substanz gehalten, die im Urin die abnorme Löslichkeit unterhält. Eine solche Funktion könnte dem Urochrom, das kein Kolloid ist, zukommen, weil es von Harnsäure- und Uratkrystallen stark absorbiert wird. Aber die tägliche Beobachtung, daß Sedimente von Harnsäure häufig in gut gefärbten Harnen auftreten, spricht nicht für die Auffassung von G. Klemperer. Wie Minkowski[145]) und Goto[69]) gefunden, wenn auch anders gedeutet haben, ist die Nucleinsäure, die uns als Kolloid bereits bekannt ist, imstande, Harnsäure in Lösung zu halten. W. Pauli und Samec[162]) haben festgestellt, daß Harnsäure in Serumalbuminlösungen weit besser löslich ist als in Wasser, und Bechhold und Ziegler[23]) konnten in 100 ccm inaktivierten Rinderserums 52 mg Harnsäure lösen und in Lösung halten.

In besonders schöner Weise läßt sich der Einfluß der Harnkolloide auf die Löslichkeit der Harnsäure und ihrer Salze demonstrieren:

Die Temperatur hat auf die Löslichkeit des sauren Natriumurats einen großen Einfluß. Das Sedimentum lateritium löst sich bereits wieder bei Körpertemperatur. Es ist nun sehr häufig zu beobachten, daß nach Lösung des Urats durch kurzes Aufkochen bei nachfolgendem Abkühlen auf die Ausgangstemperatur der Niederschlag nicht wieder eintritt, sondern daß der Harn für Stunden und sogar für Tage klar bleibt. Es muß also durch das Aufkochen eine Veränderung in dem Harn eingetreten sein. Um eine Zersetzung von Harnsäure handelt es sich nicht; eine Abnahme der Acidität, etwa bedingt durch Entweichen der kleinen Menge Kohlensäure, kann eine so große Änderung nicht bewirken. Man kann sogar den Harn nach dem Kochen viel stärker sauer machen als er vorher war, ohne daß die Niederschlagsbildung dadurch gefördert wird. Dieses Phänomen der Löslichkeitsänderung durch Aufkochen ist auch gelegentlich an solchen Harnen zu beobachten, die bei Ansäuern einen dicken Niederschlag von Harnsäure ergeben. Macht man den gleichen Säurezusatz zu dem aufgekochten Harn, so kann die Fällung ausbleiben. Es läßt sich nun zeigen, daß in solchen Harnen durch das Aufkochen eine Änderung in dem Lösungszustand der Kolloide eingetreten ist. Lichtwitz[123]) hat 57 derartige Harne auf ihren Kolloidzustand untersucht. Es wurde die Goldzahl vor und nach dem Aufkochen bestimmt und die Zeit notiert, in der das Sediment in Lösung blieb. Die Goldzahl nahm um das Zwei- bis Zehnfache zu, d. h. die Harnkolloide waren in diesen Harnen in einem Zustande der Fällung, der durch Aufkochen reversibel war, sowie Gelatine durch

Erwärmen in eine feinere Aufteilung übergeht. Bei 18 Harnen, die beim Abkühlen das Sedimentum lateritium wieder aufallen ließen, war die Goldzahl vor und nach dem Kochen die gleiche, d. h. die Kolloide, die auch diese Harne enthielten, waren in einem Zustande der irreversiblen Fällung. Derartige Harne können ohne jede Schutzwirkung für kolloidale Goldlösung sein. Lichtwitz hat eine Patientin beobachtet, die 4 Wochen lang einen Harn ohne Goldzahl mit starkem Harnsäuresediment entleerte; nur an einem Tage war der Harn klar und übte auf Goldlösung einen Schutz aus.

Die Harnkolloide sind an Schutzwirkung für Harnsäure und Urate allen andern untersuchten Kolloiden weit überlegen. Wir werden später versuchen, aus der Art der Sekretion dafür eine Erklärung zu gewinnen. Vorerst müssen wir noch kurz die Frage erörtern, ob denn die Harnsäure im Harn nicht selbst in kolloidaler Lösung enthalten ist. Älteren unbewiesenen Vermutungen, daß das so sei, haben neuerdings H. Schade und E. Boden[196]) eine Mitteilung über eine Anomalie der Harnsäurelöslichkeit (kolloide Harnsäure) hinzugefügt, in der aber auch nicht der geringste Beweis für einen kolloidalen Lösungszustand der Harnsäure erbracht wird. Lichtwitz[129]), Kohler[111]) und Gudzent[75]) haben auf die Fehlerhaftigkeit der Schlußfolgerungen, die Schade und Boden aus ihren Beobachtungen ziehen, hingewiesen, so daß von einer kolloidalen Harnsäure so lange keine Rede sein kann, bis nicht ihre Existenz wirklich bewiesen ist. Daß im Harn die Harnsäure sich im Zustande der echten Lösung befindet, konnte schon früher mit Hilfe der sogenannten Kompensationsdialyse gezeigt werden.

Außer dem Kolloidschutz und der Temperatur, die aber für die Sedimentierung innerhalb der Harnwege nicht in Betracht kommt, ist für das Freisein des Harns von Harnsäureniederschlägen wichtig die Konzentration und die Reaktion. Bekannt ist, daß die Konzentration eine sehr geringe Rolle spielt, daß Sedimente von Harnsäure und Uraten bei niedriger Konzentration vorkommen (z. B. bei der Gicht) und bei hoher fehlen. Daß unter sonst gleichen Bedingungen bei hoher Konzentration ein Sediment leichter entstehen wird, ist gewiß. Aber auf diese anderen Bedingungen kommt es eben hauptsächlich an. Die nächst dem Kolloidschutz wichstigste ist die Acidität. Otto Neubauer[153]) hat ihr sogar die größte Rolle zugesprochen. Er findet in Harnen mit Sedimenten von Harnsäure regelmäßig so hohe Wasserstoffionenkonzentrationen, wie sie beim normalen — gleiche Kost vorausgesetzt — nicht vorkommen. Dieselbe Meinung, mit der Einschränkung, daß die Ionenacidität einer der Faktoren ist, die das Ausfallen der Harnsäure bedingen, vertritt Erich Meyer[141]). Er bemerkt aber, daß, wenn man die Menge der ausfallenden Harnsäure in Beziehung zur Größe der Acidität in den einzelnen Fällen betrachtet, man zu dem Schlusse gelangt, daß für das Ausfallen noch andere Faktoren in Betracht kommen müssen. Die tägliche Erfahrung, daß beim starken Ansäuern von Harn nur ganz ausnahmsweise ein Niederschlag von Harnsäure entsteht, ist mit dieser hohen Bewertung der Harnacidität schwer in Einklang zu bringen, und es erhebt sich die Frage, ob die in der Niere entstehende saure Reaktion eine andere biologische Bedeutung hat als die Acidität, die in dem entleerten Harn durch Hinzufügen von Säure erzeugt wird. Die Möglichkeit einer solchen Differenz besteht. Der Prozeß der Harnbereitung, und besonders die Schaffung der höheren molekularen Konzentration geht einher mit und durch Zustandsänderungen im Zellinhalt.

Speziell für die Harnsäure ist durch die an Vögeln und Säugetieren durchgeführten Untersuchungen von Meißner[137]) Ebstein und Nikolaier[52]) und Minkowski[144]) sichergestellt, daß sie als Sphärolith in der Tubuluszelle ausfällt, also mit einem Kolloidgerüst in den festen Zustand übergeht, und in diesem in das Kanälchen abgegeben wird. Dieser Sphärolith ist unter normalen Verhältnissen im Harnwasser löslich. Dem Gesetz der wässerigen Löslichkeit folgt ein solches Harnsäureteilchen nicht; seine Löslichkeit wird bestimmt durch die Löslichkeit der Kolloide, die mit ihm zusammen in den Niederschlag eingetreten sind. Bekannte Beispiele für einen solchen Vorgang sind die Löslichkeit des ganz wasserunlöslichen Cholesterins in Wasser, wenn man es zusammen mit Lecithin aus einer Benzollösung zur Trockene gebracht hat (Overton[160]), und die Löslichkeit kolloidalen Silbers bei Gegenwart eines Schutzkolloids (Collargol).

In dieser engen räumlichen Beziehung, in die bei der Sekretion das Kolloid zu den Harnsäureteilchen tritt, ist vermutlich der Grund für die außerordentliche Schutzwirkung der Harnkolloide gelegen.

Diese Anreicherung der Harnsäure in der Zelle geschieht unter Konzentrierung von Wasserstoffionen, da aus dem Mononatriumurat des Blutes Harnsäure, und aus dem Dinatriumphosphat des Blutes das sauer reagierende Mononatriumphosphat gebildet wird. Die Konzentration der Wasserstoffionen ist aber, wie wir wissen, von großem Einfluß auf den Lösungszustand von Kolloiden, und es ist sehr wohl möglich, daß in der Nierenzelle bei bestimmten Aciditäts- und Kolloidverhältnissen über die wir etwas Gewisses nicht aussagen können, ein Harnsäureteil (Sphärolith) gebildet wird, der nach seiner Ausstoßung in den Tubuluskanal von dem Harnwasser nicht gelöst wird, weil sein Kolloidgerüst infolge der besonderen, durch die Reaktion in der Zelle verschuldeten Verhältnisse irreversibel gefällt ist.

Ein solcher Vorgang, der physikalisch-chemisch möglich, aber einer experimentellen Beweisführung nicht zugänglich ist, würde es verständlich machen, daß eine saure Reaktion, die am Orte der Harnsäureausscheidung entsteht, auf die Löslichkeit von anderem Einflusse ist als die Säure, die aus anderen Teilen der Niere kommt oder nachträglich zugesetzt wird.

Die Angabe von O. Neubauer, daß eine Wasserstoffionenacidität von 1 bis 2×10^{-5} im normalen, d. h. von Harnsäuresediment freien Harn nicht vorkommt, kann in dieser Allgemeinheit nicht bestätigt werden.

In einem Falle von Coma diabeticum habe ich bei einem Werte von $(H^{+}) = 1 \times 10^{-5}$ einen völligen Bestand der Harnsäurelöslichkeit durch mehrere Tage beobachtet, und Erich Meyer hat zweimal bei dem gleichen Wert Harnsäure nur in unbestimmbaren Spuren im Sediment gefunden.

Die Bedeutung der Ionenacidität für die Harnsäurelöslichkeit ist also eine sehr begrenzte, und es ist sehr wohl möglich, daß dort, wo sie überhaupt vorhanden ist, ihre Wirkung durch den Einfluß auf die schützenden Kolloide vermittelt wird.

Einen ebenso inkonstanten Einfluß, wie die Acidität auf die Lösungsbeständigkeit der Harnsäure im Harn besitzt, hat die Konzentration an Natriumsalzen auf die Löslichkeit des Mononatriumurats.

Das saure harnsaure Natriumurat hat eine weit höhere Löslichkeit als die Harnsäure. Gudzent[74]) hat gezeigt, daß die beiden isomeren Formen der Urate, die unbeständige Lactamform:

```
H—N—C=O
   |   |
O=C   C—NH
   |   ||    >C=O
H—N—C—NH
```

und die beständige Lactimform:

```
      N=C—OH
      |   |
HO—C   C—NH
      ||  ||    >C—OH
      N—C——N
```

sich durch ihre Löslichkeit unterscheiden.

Wie auch sonst in derartigen Fällen ist die beständige Form die unlöslichere.

Nach Gudzent sind die Löslichkeiten folgende:

	18^0	37^0	
Saures harnsaures Natrium (Lactam)	1 : 846	1 : 469 ccm	Wasser
Saures harnsaures Natrium (Lactim)	1 : 1270	1 : 710 ccm	„

Welche Form im Harn vorliegt, wissen wir nicht. Bei neutraler Reaktion ist aber jedenfalls das Harnwasser ausreichend, die Harnsäure als Natriumsalz in Lösung zu halten. Daß wir trotzdem so oft das Sedimentum lateritium beobachten, hat seinen Grund darin, daß die Löslichkeit des sauren Alkaliurats durch die Anwesenheit größerer Mengen Alkaliionen (Na^+, K^+) wesentlich beeinträchtigt wird. Gudzent hat festgestellt, daß in einem „künstlichen Serum", das 0,886 proz. $Na_2CO_3 = 0{,}374$ proz. Na^+ enthält, beim Schütteln mit Harnsäure unter Entweichen von CO_2 saures harnsaures Natrium in Lösung bleibt, und zwar von der Lactamform 18,4, von der Lactimform 8,3 mg in 100 ccm. Durch die Anwesenheit der Natriumionen (vgl. S. 33) wird also die Löslichkeit des Natriumurats um 91,35, bzw. 94,1 Proz. vermindert. Da der Harn in 1500 ccm (Tagesmenge) 5 bis 8 g $Na_2O = 3{,}83$ bis 6,13 g Na (i. e. 0,254 bis 0,410 g Na^+ in 100 ccm) enthält, so muß die Löslichkeit des sauren harnsauren Natriums im Harn auf fast denselben geringen Betrag erniedrigt werden, wie in dem künstlichen Serum Gudzents, so daß, auf Wasser bezogen, fast ein jeder Harn auch für das saure harnsaure Natrium eine stark übersättigte Lösung darstellt.

Daß im Harn die Gesetze der wässerigen Löslichkeit nicht zum Ausdruck kommen, ist bereits hinreichend klargelegt. Wie weit die kolloidale Beschaffenheit bestimmend ist, wird auch dadurch deutlich, daß es nicht möglich ist, durch Hinzufügen von Kochsalz ein Sediment von Mononatriumurat im Harn zu bewirken.

Geringer als die Löslichkeit des Mononatriumurats im Wasser ist die des sauren Ammoniumurats. Nach Gudzent sind in einem Liter Lösuug enthalten:

	bei 18°	37°
Lactamform	0,456	0,817
Lactimform	0,3039	0,5401

Im Harn sind aber die Löslichkeitsverhältnisse für Ammoniumurat günstiger als für Natriumurat, weil die Konzentration der Ammoniumionen ganz bedeutend geringer ist als die der Natriumionen. Obgleich auf wässerige Löslichkeit bezogen sehr viele Harne an Monammoniumurat übersättigte Lösungen darstellen, fällt dieses Salz doch nur selten und insbesondere dann aus, wenn durch ammoniakalische Zersetzung starke alkalische Reaktion und hoher Ammoniakgehalt bestehen, die sich sonst fast stets gegenseitig ausschließen.

Die Frage, ob neben der Harnsäure und dem Uration im Urin noch Komplexe dieser beiden vorkommen, ist in letzter Zeit wieder von Ringer[178, 179]) und Kohler[112]) diskutiert worden. Wenn man den notwendigen scharfen Unterschied macht zwischen Komplexbildung in der Lösung (Bildung komplexer Ionen) und einer Komplexbildung in den Krystallen (Mischkrystalle), so ist nach dem augenblicklichen Stand der Frage auszusagen, daß Kohler keine Anhaltspunkte für die Bildung komplexer Ionen finden konnte, daß aber die Existenz von Mischkrystallen sehr wohl möglich, wenn auch nicht bewiesen ist (Ringer).

b) Löslichkeit und Sedimentierung von oxalsaurem Kalk Der normale Harn des Menschen enthält Oxalsäure in sehr kleinen Mengen; nach Fürbringer 20, nach Dunlop[132]) 17, nach Autenrieth und Barth[132]) 15 mg pro die bei gewöhnlicher Ernährung. Trotz dieser kleinen Mengen ist die Anwesenheit der Oxalsäure im Harn schon früh an den typischen Krystallen erkannt worden. Nach Kohlrausch ist bei 17° in 100 ccm Wasser 0,554 mg oxalsaurer Kalk löslich. In 1500 ccm Harnwasser (Tagesmenge) könnten also 8,4 mg gelöst bleiben. Die durchschnittliche tägliche Oxalsäureausscheidung von 20 mg = 32 mg Calciumoxalat ergibt also etwa das Vierfache des Wertes der wässerigen Löslichkeit. Diese Löslichkeitsüberschreitung kann, wie bereits erwähnt, noch weit übertroffen werden (Umber).

Würde es sich im Harn um eine rein wässerige Lösung handeln, so müßte die Löslichkeit infolge der Anwesenheit von Calciumionen im Überschuß kleiner sein als im Wasser.

Die Konzentration an Oxalat ist für die Löslichkeit von ganz untergeordneter Bedeutung. Dem Bestand der Lösung bei den extrem hohen Werten steht ein Ausfallen des oxalsauren Kalks bei normalen niedrigen Werten gegenüber.

Die Reaktion ist auf Lösung und Ausfallen des oxalsauren Kalks sicher ohne Einfluß. In starken Mineralsäuren ist Calciumoxalat löslich, aber Reaktionen von dieser Stärke kommen im Harn nicht vor. Es ist eine alltägliche Beobachtung, daß die typischen Kristalle im sauren, neutralen und alkalischen Harn zu finden sind, und es ist von besonderem Interesse, daß sich nicht selten Sedimente von Harnsäure und oxalsaurem Kalk, von Mononatriumurat und oxalsaurem Kalk, von Calciumphosphat und Calciumoxalat finden. Nur bei der letzten Kombination kann die Ursache in einem Moment chemischer Natur, in einer hohen Konzentration von Calciumionen liegen. Zwischen der Löslichkeit der Harnsäure (und ihrer Salze) und des Calciumoxalats besteht gar keine chemische Beziehung. Wenn diese Körper zusammen ausfallen, so kann der Grund nur in einer Änderung der Konstitution des Lösungsmittels liegen, d. h. in einem Mangel an Schutzkolloiden.

Nicht selten finden wir bei einem Individuum die Neigung zu Harnsedimenten als konstante Erscheinung, wechselnd aber die Art des Sedimentes, die dann gewöhnlich durch extreme Änderungen in der Harnreaktion bedingt ist. Das Alternieren von Phosphaturie und Oxalurie ist bekannt[31]). Auch hier kann nur die Störung im kolloidalen Milieu als gemeinschaftliche Ursache der Niederschlagsbildung in Betracht kommen.

Bei dem Ausfallen des oxalsauren Kalks im Harn geht häufig, wie bei dem Urat, die Konzentration der zurückbleibenden Lösung nicht auf den Wert zurück wie in der wässerigen Lösung.

Nach Klemperer und Tritschler[107]) findet sich 1,61 bis 2,5 mg in 100 ccm Harn gelöst bei einem reichlichen Oxalatsediment. Also auch bei dem Calciumoxalat bestehen im Harn ganz andere Löslichkeitsverhältnisse als im Wasser, die durch die Anwesenheit der anderen im Harn gelösten Stoffe ganz oder zum Teil bedingt sein könnten.

Eine Begünstigung der Löslichkeit durch andere gelöste Stoffe ist theoretisch wohl möglich und für den Harn öfter angenommen worden. Ein Beweis für solche Einflüsse ist aber nicht erbracht und auch durch darauf gerichtete Untersuchungen nicht zu erbringen. Klemperer und Tritschler haben bekanntlich die abnorme Löslichkeit des Calciumoxalats auf den Gehalt des Harnes an Magnesiumsalzen bezogen, und ihre Ergebnisse und Schlußfolgerungen sind als gesicherter Bestand in die ganze Fachliteratur übergegangen. Aber weder aus ihren eigenen Befunden ist dieser Schluß zu ziehen, noch ist durch experimentelle Nachprüfung ein Einfluß der Magnesiumsalze auf die Löslichkeit des oxalsauren Kalks zu finden (Lichtwitz[130]), (Buchholz[33]).

Den wahren Grund der abnormen Löslichkeit, der in der kolloidalen Beschaffenheit des Harns liegt, ersehen wir aus der Existenz der gemischten und der zeitlich wechselnden Sedimente und aus den Dialysierversuchen (S. 33), in denen im Außenwasser der oxalsaure Kalk ausfällt, der in dem gleichen Volumen Harn in Lösung bleibt.

c) Löslichkeit und Sedimentierung der phosphorsauren und kohlensauren Salze. Die Löslichkeit des phosphorsauren Kalks. Von den Calciumphosphaten kommen für die Harnsedimente das sekundäre Salz ($CaHPO_4$, Dicalciumphosphat) und das normale oder gesättigte Salz ($Ca_3 [PO_4]_2$, Tricalciumphosphat) in Betracht. Das primäre Calciumphosphat ($Ca [H_2PO_4]_2$, Monocalciumphosphat) kristallisiert erst aus Lösungen von einer so starken Acidität, wie sie im Harn nicht möglich ist. Das tertiäre Salz entsteht, wenn man die Lösung eines normalen Calciumsalzes mit einer alkalischen Natriumphosphatlösung vermengt, als ein anfangs amorpher Niederschlag, der sich beim Stehen allmählich in glänzende Krystalle von Dicalciumphosphat umlagert. Das tertiäre Salz ist in Wasser fast unlöslich. Das Dicalciumphosphat löst sich in Wasser, aber nicht ohne Veränderungen. Die Lösung wird trübe und nimmt dabei an Acidität zu. Der Niederschlag ist amorph und nähert sich in seiner Zusammensetzung dem normalen Salze. Die beiden Salze gehen also bei Berührung mit Wasser ineinander über. Es handelt sich um ein mit Temperatur und Konzentration verschiebbares Gleichgewicht, das durch folgende Formel wiederzugeben ist:

$$3\,Ca^{++} + 2\,HPO_4'' \rightleftarrows Ca_3\,(PO_4)_2 + 2\,H^+$$ (W. Ostwald[158]).

Wir finden im Harn sowohl das amorphe tertiäre Salz, wie das schön krystallinische Dicalciumphosphat und Gemische beider Formen. Da beide Salze in verdünnten Säuren löslich sind, so wird die Löslichkeit im Harn, die die wässerige weit übertrifft, auf die saure Reaktion des Harns bezogen.

Und doch werden Sedimente von Calciumphosphat (sogenannte Phosphaturie) im sauren Harn nicht selten beobachtet. Leo[119a]) hat diese Erscheinung so zu deuten versucht, daß es sich um Harne handelt, die hintereinander mit verschiedener Reaktion sezerniert worden sind. Ein schneller, von Stunde zu Stunde sich vollziehender Wechsel der Harnreaktion (der Ionenacidität) ist, wie ich aus eigenen Beobachtungen weiß, nicht selten. Aber wenn der Mischharn eine normale saure Reaktion und ein Sediment von phosphorsaurem Kalk hat, so müßte daraus geschlossen werden, daß diese saure Reaktion wohl imstande ist, das Salz in Lösung zu halten, aber einen Niederschlag nicht zu lösen vermag.

Ich habe in einigen solchen Harnen die Ionenacidität (nach dem Verfahren von Henderson[79]) bestimmt.

Patient K. hatte nach dem Abklingen einer Albuminurie von orthostatischem Typus im sauren Mischharn ein reichliches Sediment von krystallinischem Dicalciumphosphat. An einigen Tagen wurden die stündlichen Harnmengen gesondert aufgefangen. Es zeigte sich, daß bei einer Wasserstoffionenkonzentration von 5×10^{-7} (gegen Lakmus amphother bis ganz schwach sauer) Sedimente häufig waren, aber auch bei viel stärkerer Acidität vorkamen. So wurden sogar in einer Harnportion, deren Reaktion bei $2-5 \times 10^{-6}$ lag (gegen Lakmus stark sauer), sehr schöne Rosetten von phosphorsaurem Kalk gefunden.

Bei einer Acidität von 1×10^{-6} wurden bei diesem und anderen Kranken öfter Phosphatsedimente beobachtet.

Das Verhalten des Harns eines Patienten R. veranschaulicht folgende Tabelle:

Datum	Sediment	Häutchen	Reaktion gegen Lackmus	Titrations-acidität	Ionen-acidität
12. XII. 12	amorph	+	alkalisch	+ 3,00	—
13. XII. 12	„	—	schwach sauer	+ 23,00	$5,10^{-7}$
14. XII. 12	„	—	sauer	+ 23,25	$1,10^{-6}$
15. XII. 12	0	—	„	+ 35,2	$5,10^{-6}$

Das Ausfallen des phosphorsauren Kalks wird sicherlich nicht durch eine gesteigerte Phosphorsäureausscheidung herbeigeführt. Sendtner[191]) hat bei Phosphaturie eine Vermehrung der Kalkausscheidung gefunden, Soetbeer[199, 193]), Tobler[209]) und Umber[211]) haben diesen Befund bestätigt. Da in diesen Fällen die Menge der Phosphorsäure nicht vermehrt war, so ist das Verhältnis P_2O_5 : CaO beim Phosphaturiker kleiner als beim Gesunden. Umber kommt zu dem Schluß, daß die Sedimente von Calciumphosphat durch den im Verhältnis zur Phosphorsäure zu hohen Gehalt an Erdalkalien und eine zu geringe Acidität bedingt seien.

Daß der Reaktion ein ausschließlicher Einfluß nicht zukommt, haben wir bereits gesehen.

Dem Verhältnis P_2O_5 : CaO im Harn des Phosphaturikers hat G. Klemperer[106]) besondere Beachtung gewidmet. In einigen seiner Fälle ist bei kalkreicher Kost (2 Liter Milch pro dié) die Kalkmenge im Harn sehr groß; der Quotient P_2O_5 : CaO schwankt von 4 : 1 bis 37 : 1, ist aber meistens klein. Doch ist zu bemerken, daß Kalkwerte in derselben Höhe und ebenso geringe Quotienten P_2O_5 : CaO auch beim Normalen beobachtet sind. Ich habe die ausgezeichneten Selbstversuche von Renvall[177]), der die Werte als P und Ca angibt, auf P_2O_5 und CaO umgerechnet, um einen leichteren Vergleich mit den Zahlen der klinischen Literatur zu ermöglichen. Jeder Wert gibt den Durchschnitt einer siebentägigen Versuchsperiode.

Versuch von Renvall.

Periode	P_2O_5 im Harn	CaO im Harn	P_2O_5 : CaO
1	2,926	0,647	4,52 : 1
2	3,415	0,760	4,49 : 1
3	3,810	0,710	5,36 : 1
4	4,810	0,829	5,80 : 1
5	4,590	0,776	5,90 : 1
6	2,896	0,645	4,53 : 1
7	3,350	0,459	7,28 : 1
8	3,370	0,511	6,71 : 1

Sämtliche Harne waren klar.

In den Fällen von Tobler[209]) sank bei dem Phosphaturiker (Fall 2) der Quotient auf 3,7 : 1 bei klarem Harn, während bei einem anderen Patienten (Fall 3) bei einem Verhältnis von 28 : 1 der Harn stark getrübt war.

Einen wertvollen Beitrag zu dieser Frage liefert eine unter O. Klemperers Leitung ausgeführte Untersuchung von J. v. Kittlitz[102]).

Ein Mann mit konstanter Phosphaturie schied im Harn aus:

CaO	P_2O_5	$P_2O_5 : CaO$
0,5335	2,55	4,8 : 1
0,5049	3,06	6,0 : 1

Nach einer Allgemeinbehandlung wurde der Harn klar entleert. Erst nach längerem Stehen trat eine Trübung ein. Jetzt waren die Ca- und P_2O_5-Werte folgende:

CaO	P_2O_5	$P_2O_5 : CaO$
0,4708	3,190	6,8 : 1
0,6765	3,960	5,8 : 1
0,5093	3,451	6,5 : 1

Leider finden sich keine Angaben über die Reaktion des Harns; aber in bezug auf den Calcium- und Phosphatgehalt verhält sich der Harn vor und nach der Besserung praktisch gleich; gegensätzlich aber in bezug auf das Auftreten des Sedimentes im frisch entleerten Harn.

Das Verhältnis $P_2O_5 : CaO$ gibt also keine Erklärung für die Entstehung des Sedimentes bei der Phosphaturie. Die Reaktion muß in die Gleichung eingeführt werden, und das kann mit einiger Annäherung an die Verhältnisse des Harns in dem Quotienten:

$$\frac{\text{Mononatriumphosphat} + \text{Dinatriumphosphat}}{\text{Dinatriumphosphat}} : \text{CaO}$$

geschehen.

Es ist also zu untersuchen, wie sich Gemische von wässerigen Mono- und Dinatriumphosphatlösungen bei gleichem, der Harnkonzentration entsprechendem Phosphorgehalt in bezug auf ihre Reaktion und bei Zusatz von gleichen, der Harnkonzentration entsprechenden Lösungen von Calciumchlorid in bezug auf die Niederschlagsbildung verhalten:

Versuch.

Es werden 6,7 g $NaH_2PO_4 + 1\,H_2O$ in 750 ccm destilliertem Wasser gelöst und in einer gleichen Menge 17,22 g $Na_2HPO_4 + 12\,H_2O$. Jede Lösung enthält also 1,5 g P (durchschnittliche Tagesmenge im Harn). Dann werden 3 Lösungen von $CaCl_2$ in je 750 ccm Wasser bereitet.

Lösung I enthält 1,60 g $CaCl_2 = 0,81$ g CaO (obere Grenze der Harnkonzentration).

Lösung II enthält 0,90 g $CaCl_2 = 0,454$ g CaO (mäßige Konzentration).

Lösung III enthält 0,65 g $CaCl_2 = 0,328$ g CaO (untere Grenze der Harnkonzentration).

Die Mengen der vermischten Lösungen und das Resultat sind aus der umstehenden Tabelle zu ersehen.

Bei saurer Reaktion sind die Niederschläge ganz krystallinisch, bei stärker alkalischer amorph, bei amphoterer gemischt.

NaH_2PO_4-Lösung ccm	Na_2HPO_4-Lösung ccm	Reaktion gegen Lackmus	(H+)	5 ccm $CaCl_2$-Lösung Nr. I	Nr. II	Nr. III
4,5	0,5	sauer	$5 \cdot 10^{-6}$	Nach einigen Stunden Krystalle		
4,0	1,0		$2 \cdot 10^{-6}$	Nach 6 Min. Krystalle	Nach 20 Min. Krystalle	Opalescenz, bald Niederschlag
3,5	1,5		$1 \cdot 5 \cdot 10^{-6}$	sofort Niederschlag	Nach 20 Min. Krystalle	Nach einigen Minut. gering. Bodensatz
3,0	2,0		$3 \cdot 10^{-7}$		sofort Niederschlag	
2,5	2,5	amphoter	$4 \cdot 10^{-7}$			Anfangs Opalescenz. Nach einig. Minuten feinflockiger Niederschlag
2,0	3,0	alkalisch	—		—	
1,5	3,5		—		—	
1,0	4,0		—		—	
0,5	4,5		—		—	

Diese Versuche zeigen, daß bei den Konzentrationen von Phosphat und Calcium, wie sie im Harn vorkommen, und bei normal sauren Harnreaktionen zum mindesten eine völlige Löslichkeit des phosphorsauren Kalks nicht besteht[130]).

In den Harnen mit saurer Reaktion und Phosphatsediment (S. 43, 44) besteht also eine etwa normale Unlöslichkeit wie in Wasser. Für alle anderen Harne reichen Reaktion und Konzentration zur Erklärung der Löslichkeit des phosphorsauren Kalks nicht aus.

Untersuchungen von Harnen bei sogenannter Phosphaturie[128]) haben ergeben, daß der alkalisch sezernierte Harn ein ätherlösliches Kolloid enthält, das wie viele andere Kolloide oberflächenaktiv ist, sich an der

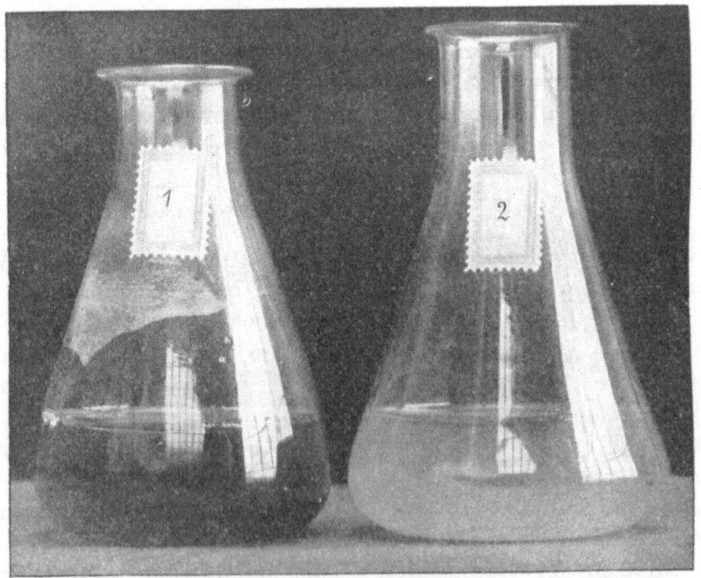

Abb. 2. Ausfallen der Erdphosphate in einem alkalisch entleerten Harn beim Schütteln mit Äther.
Glas 1. Klarer, unbehandelter Harn. Glas 2. Mit Äther geschüttelter trüber Harn.

Grenzfläche Harn-Luft ansammelt, dort gerinnt und zu dem bekannten schillernden Häutchen führt. Nicht selten trifft man Harne, die klar mit alkalischer Reaktion entleert werden und sich erst nach einiger Zeit unter Häutchen- und Niederschlagsbildung verändern. Wenn man einen solchen Harn mit Äther ausschüttelt, so entsteht die Phosphattrübung sofort, während die unbehandelte Kontrolle erst nach einiger Zeit (oft nach Stunden) trübe wird (Abb. 2).

Durch die Ausschüttelung mit Äther ist dem Harn ein kolloidaler Stoff entzogen, der, wie die Niederschlagsbildung zeigt, die abnorme Löslichkeit aufrecht erhalten hat. Den gleichen Verlust erleidet der Harn durch die Gerinnung des Kolloids an der Oberfläche, die der Sedimentbildung synchron ist oder zeitlich vorangeht. In diesem Fall ist die Zustandsänderung der Schutzkolloide, die bei den Uratsedimenten durch die Bestimmung der Goldzahl meßbar war, eine bei bloßer Betrachtung sinnfällige Erscheinung.

Die Löslichkeit des kohlensauren Kalks. Bereits oben (S. 14) ist gesagt, daß der praktisch völlig unlösliche kohlensaure Kalk ($CaCO_3$) bei Gegenwart von Kohlensäure als $CaH_2(CO_3)_2$ in Lösung geht. Wann diese Bedingung im alkalischen Harn gegeben ist, läßt sich nicht sagen, da spezielle Untersuchungen fehlen. Beim Stehen des Harns an der Luft entweicht CO_2, es entsteht das normale Salz, das infolge seiner Unlöslichkeit ausfällt.

Die Löslichkeit des Ammoniummagnesiumphosphats. Nach einer fast allgemeinen Annahme kommt dieses Sediment nur bei ammoniakalischer Harngärung vor, also bei hohem Ammoniakgehalt und alkalischer Reaktion. Bei der Phosphaturie treffen diese beiden Eigenschaften bisweilen zusammen, ohne daß eine Infektion der Harnwege vorliegt, wie z. B. in folgenden Fällen:

a) Pat. H. Alkalischer Harn mit sehr reichlichem Sediment von Tripelphosphaten. Entzündliche Erscheinungen von seiten der Harnorgane sind nicht vorhanden. Der Harn wird in Chloroform aufgefangen.

Harnmenge	N	$NH_3 - N$	$\frac{NH_3 - N}{N} \times 100.$
960	7,14	1,200	16,80
660	6,20	0,660	10,74

b) Pat. Th. Neuropathischer Mann, litt anfallsweise an Schmerzen im Rücken, in der Gegend der Nieren, die den Eindruck von Steinkoliken machten. In diesen Anfällen entleerte er einen alkalischen Harn mit reichlichem Phosphatsediment und irisierendem Häutchen. Für eine Konkrementbildung ergaben sich weder aus der Untersuchung des Harns noch aus dem Röntgenbilde Anhaltspunkte. Der Patient fühlte an allgemeiner Unruhe die Anfälle kommen. Er wurde angewiesen, beim Herannahen des Anfalls und unmittelbar nach demselben die Blase zu entleeren. Die Harnportionen wurden gesondert aufgefangen. Der Harn vor dem Anfall war neutral, er enthielt große Krystalle von Harnsäure und Calciumoxalat; der während des Anfalls produzierte Harn war alkalisch mit reichlichem Phosphatsediment und irisierendem Häutchen; in dem Häutchen lagen sehr schöne Krystalle von Magnesiumammoniumphosphat; der einige Zeit nach dem Anfall entleerte Harn war dunkel, sauer und ohne Sediment.

Durch diese gelegentlichen Befunde wird bewiesen, daß ein Sediment von Sargdeckel-Krystallen auch ohne ammoniakalische Harnzersetzung, d. h. ohne Infektion vorkommen kann. Die Abhängigkeit dieser Niederschlagsbildung von der alkalischen Reaktion ist keine strenge; auch in schwachsaurem Harn ist Tripelphosphat beobachtet worden (Lenhartz-Meyer). Die Konzentration an Magnesium und Phosphat kann eine normale sein. Der Ammoniakgehalt muß hoch sein. Das Auftreten dieser Krystalle in dem Harn bei Phosphaturie macht wahrscheinlich, daß für Lösung und Fällung dieses Salzes das Schutzkolloid die gleiche Rolle spielt wie für den phosphorsauren Kalk.

Schwefelsaurer Kalk ist ein sehr seltenes Sediment, über dessen Entstehungsbedingungen keine Beobachtungen vorliegen.

d) Löslichkeit und Sedimentierung des Cystins. Bei der Cystinurie wird das Cystin teils gelöst, teils in krystallinischem Zustande ausgeschieden. Das Cystin ist in Wasser sehr wenig löslich. Krystallisiert Cystin aus dem Harn aus, so kann auch eine Lösung von höherer Konzentration zurückbleiben, als der gesättigten wässerigen entspricht. Sedimentiert das Cystin, so gesellen sich ihm sehr häufig andere Sedimente zu, im sauren Harn Krystalle von Harnsäure und Calciumoxalat, im alkalischen Harn Erdphosphate. Es kann nicht zweifelhaft sein, daß der Grund für die abnorme Löslichkeit des Cystins im Harn der gleiche ist, wie für die übrigen Sedimente.

4. Die Harnsteinbildung.

Daß ein reichliches Sediment unter günstigen mechanischen Verhältnissen und bei Gegenwart von Klebstoff zu einem Konkrement werden kann, ist klar; in der Mehrzahl der Fälle bildet das Sediment einen Steinkern, um den dann sekundär die Bildung eines Steines von kompliziertem Bau vor sich geht. Wie ein Sediment, kann jeder andere Körper mit geeigneter Oberfläche als Steinkern wirken. Gegenüber den Sedimenten treten Fremdkörper als Steinkerne an Häufigkeit weit zurück, und unter den Sedimenten steht die Harnsäure an erster Stelle. So bestand nach Ultzmann[210]) unter 545 Steinen der Kern

441 mal aus Harnsäure,
47 mal aus Phosphaten,
31 mal aus oxalsaurem Kalk,
8 mal aus Cystin,
18 mal aus Fremdkörpern.

Ähnliche Zahlen finden Finsterer[56]) u. a.

Das Überwiegen der Harnsäure und die Häufigkeit der Harnsteine im Kindesalter weist auf die Wichtigkeit des Harnsäure-Infarkts, der eine Sedimentbildung in der Niere darstellt, für die Steinbildung hin. Für das überall gefundene, weit stärkere Befallenwerden des männlichen Geschlechts fehlt bisher jede Erklärung. Gänzlich dunkel ist auch die Ursache der geographischen Verbreitung. Abderhalden und Hanslian[1]) halten es auf Grund einer Untersuchung von Blasensteinen aus Kleinasien für möglich, daß der Kalkgehalt des Wassers die Hauptrolle bei der Entstehung der Steine spiele; doch ist das nur eine Vermutung,

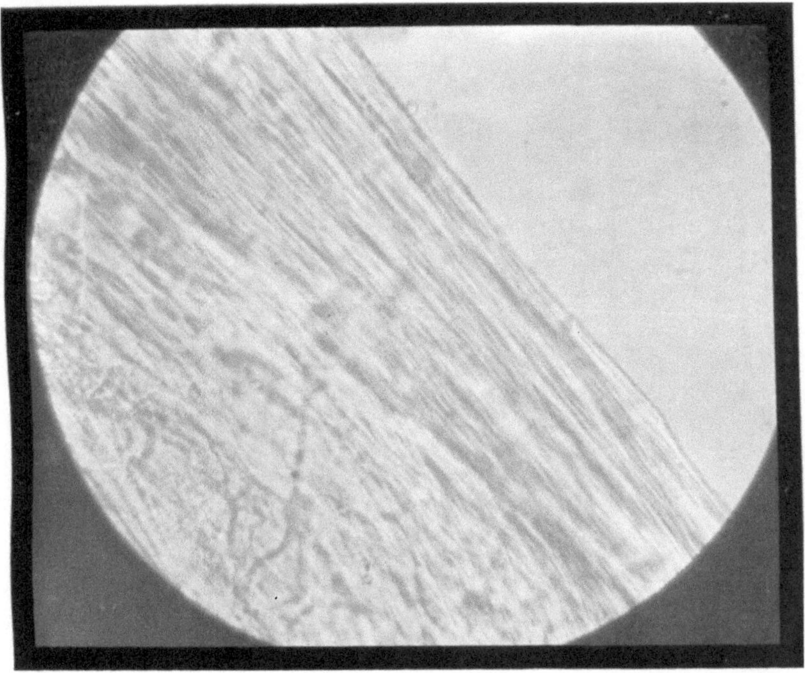

Abb. 3. Eiweißstein.

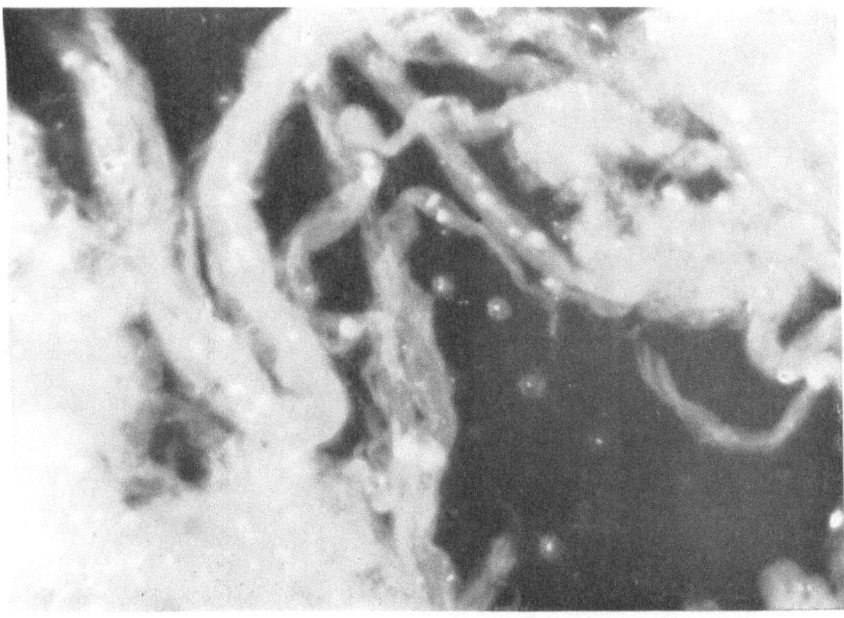

Abb. 4. Salzablagerungen in der Nubecula (nach Posner).

Verlag von Julius Springer in Berlin.

für die nirgends ein Beweis erbracht ist, und die nach allem, was wir über den Kalkstoffwechsel und die Bedingungen der Löslichkeit der Erdalkalien im Harn wissen, auch nicht zutreffen dürfte. So gibt es andere Gegenden (z. B. Göttingen), wo das Trinkwasser außerordentlich kalkreich ist, aber Harnsteine sehr selten sind.

Die sekundäre Steinbildung ist ein Vorgang an einer dem Harn fremden Oberfläche, und wir haben im allgemeinen Teil gesehen, daß an einer solchen Oberfläche vor allem und zuerst Kolloide adsorbiert und gefällt werden. Dieser Vorgang findet seinen klarsten Ausdruck in der Bildung der sogenannten Eiweißsteine, wie sie von Peipers[163]), Predöhl[174]), Morawitz und Adrian[148]), Küster[115]), Neumann[154]), Merkel[139]), M. B. Schmidt[190]) und Bornemann[28]) beschrieben sind. In dem Falle von Morawitz und Adrian handelte es sich um konzentrisch geschichtete „Steine“ von dunkelbrauner Farbe und weicher Konsistenz, die sich um einen Kern von Calciumphosphat gebildet hatten. Die Masse bestand aus einer eiweißartigen Substanz. Merkels Konkrement war ein „Fibrinstein“. M. B. Schmidt hat amyloide Eiweißsteine beschrieben; die von Neumann und Bornemann beobachteten Gebilde bestanden fast ganz aus Stäbchenbakterien. Nach der Ansicht von Bornemann war sein Konkrement primär ein Fibrinstein, in dem sich Bakterien ansiedelten, die das Fibrin abbauten.

Bei einem Patienten, der seit 8 Wochen an häufigem Harndrang, Schmerzen beim Urinieren und Schmerzen in der Blasengegend litt, fand ich in dem sauren eiweißfreien Harn bei einem sehr spärlichen Sediment von weißen und roten Blutkörperchen drei runde weiße Gebilde von etwa 2 mm Durchmesser, die die Konsistenz von hart gekochtem Reis hatten und sich unter dem Deckglas breit quetschen ließen. Die Konkremente bestanden aus derben Faserzügen, die im Zentrum nicht ganz gleichmäßig, aber in den äußeren Schichten streng konzentrisch angeordnet waren (vgl. Abb. 3 auf Tafel I). Da der Harnentleerung eine Untersuchung der Prostata vorangegangen war, in der sich härtere, aber nicht schmerzhafte Partien fanden, so kann über die Bildungsstätte dieser Eiweißsteine nichts ausgesagt werden.

In diesen Fällen war eine Versteinerung der konzentrisch geschichteten Kolloidmassen ausgeblieben; der Grund dafür läßt sich nur vermuten. Es ist möglich, daß Membranen von bestimmter chemischer Zusammensetzung oder einem besonderen physikalischen Gefüge für die den Stein hart machenden Stoffe nicht permeabel sind; so scheint Fibrin im Harn wenig zur Verkrustung zu neigen (W. Ebstein[50]), Hersch-Ben Kutner[81]). Möglich ist aber auch, daß die Anreicherung und Verfestigung des Kolloids an der Oberfläche zu einem Solzustand führte, dem noch eine Schutzwirkung zukommt. Wir sehen aus diesen Eiweißsteinen, daß die konzentrische Form durch die Kolloidfällung zustandekommt. Posner[171]) hat nachgewiesen, daß eine normale Konkretion, die der Prostatakörperchen, durch eine Kolloidgerinnung ohne folgende Inkrustation sich vollzieht. Bereits Meckel v. Hemsbach war bekannt, daß Eiweißkonkremente normal im Eileiter des Huhns vorkommen.

Die Kolloidfällung, die Bildung der Gerüstsubstanz, bestimmt in allen diesen Konkrementen die Form. Dazu tritt bei der Mehrzahl der Steine sekundär die Inkrustierung der Schichten mit dem versteinernden Material gemäß dem Prinzip, daß in der Zone gefällten Kolloids kein Kolloidschutz besteht. Für diesen Vorgang der sekundären Versteinerung bietet die tägliche Beobachtung des Harns von Gesunden und Kranken eine Zahl schöner Beispiele. So kann man in der Nubecula bei sonst klarem Harn oft bereits makroskopisch Salzablagerungen, insbesondere auch Harnsäure sehen. Posner[172]) hat mit Hilfe der Dunkelfeldmethode die Salzabscheidung in der Nubecula dargestellt und mir ein Photogramm freundlichst überlassen (Abb. 4 auf Tafel I).

Gelegentlich findet man Tripperfäden von kreidigem Aussehen, bedingt durch eine dichte Verkalkung (Abb. 5 auf Tafel II).

Eine sehr häufige Erscheinung ist die Inkrustierung des schillernden Häutchens auf dem Harn bei Phosphaturie. Die Ablagerung von Salzen tritt hier auch dann ein, wenn im Harn selbst noch kein Sediment entsteht. Man beobachtet am häufigsten unregelmäßig gestaltete Platten von Magnesiumphosphat, die, wie Erich Meyer[142]) bemerkt, mit ihren vielen scharfen Bruchstellen an zerbrochene Fensterscheiben erinnern. Seltener sind wohl ausgebildete Krystalle von phosphorsaurem Kalk (Abb. 6 auf Tafel II). In dem Falle, von dem dieses Präparat stammt, waren bereits makroskopisch Krystalle in dem Häutchen sichtbar, das wie eine frisch gefrorene Wasserfläche aussah und beim Berühren mit einem Glasstab ein Knirschen spüren ließ. Sehr selten findet man in dem Häutchen Tripelphosphate.

Einen interessanten Befund bot ein Patient F., der an Blutungen aus der Blase litt und einen alkalischen Harn mit einem Sediment von Leukocyten und spärlichen Erythrocyten, aber ohne Krystalle sezernierte. Der Harn enthielt zähen Schleim, in dem bis stecknadelkopfgroße, harte, weißgelbe Massen eingebettet waren, die sich mikroskopisch als Inkrustationen von Tripelphosphaten erwiesen (Abb. 7 auf Tafel III). An einem Tage wurde mit dem Harn ein Gebilde entleert, das ein großes, hartes, in Schleim eingelagertes Konglomerat von Tripelphosphatherden darstellte und als ein frisches Konkrement bezeichnet werden muß.

Daß nekrotische Fetzen von Blasenschleimhaut oder Tumoren einer solchen Inkrustation rasch verfallen, ist bekannt; Fr. Hoffmann[86]) hat in der Blase von Hammeln große, weiche Konkremente gefunden, die durch Ablagerung von unlöslichen Salzen der alkalischen Erden in Sperma, das in die Blase gelangt war, zustande gekommen waren.

Es ist also die Kolloidgerinnung der erste, die Inkrustierung der festen Kolloidschicht mit versteinerndem Material der zweite Akt der sekundären Steinbildung, die auch in einem klaren, d. h. von Sedimenten freien Harn vor sich geht. An klinischen Beobachtungen der Harnbeschaffenheit bei wachsenden Steinen ist großer

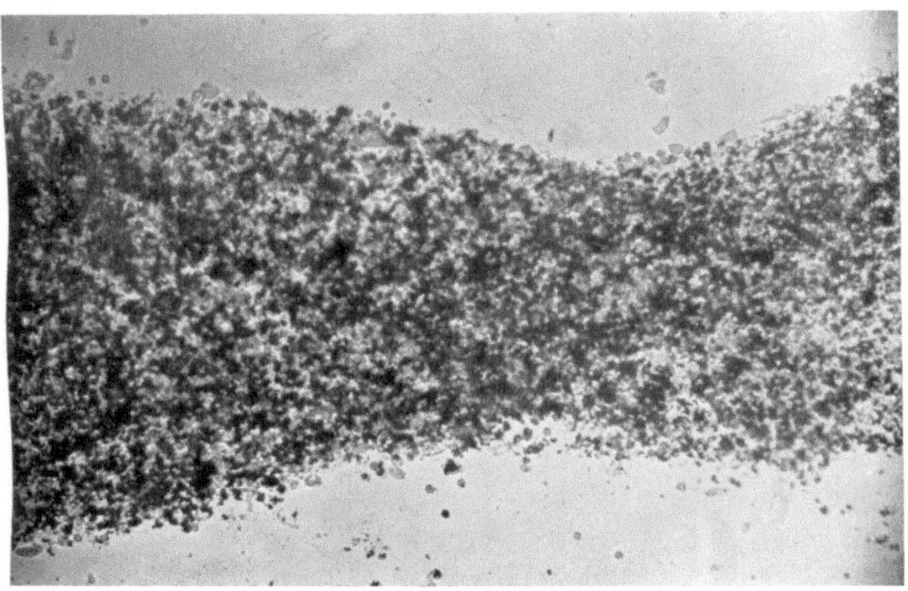

Abb. 5. Verkalkter Tripperfaden.

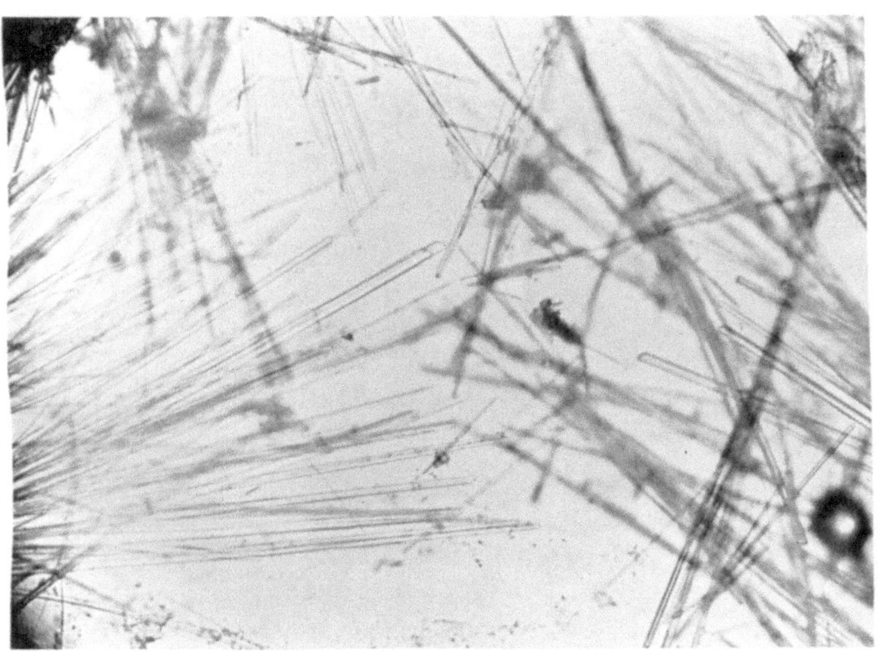

Abb. 6. Phosphorsaurer Kalk aus dem schillernden Häutchen auf dem Harn bei Phosphaturie.

Verlag von Julius Springer in Berlin.

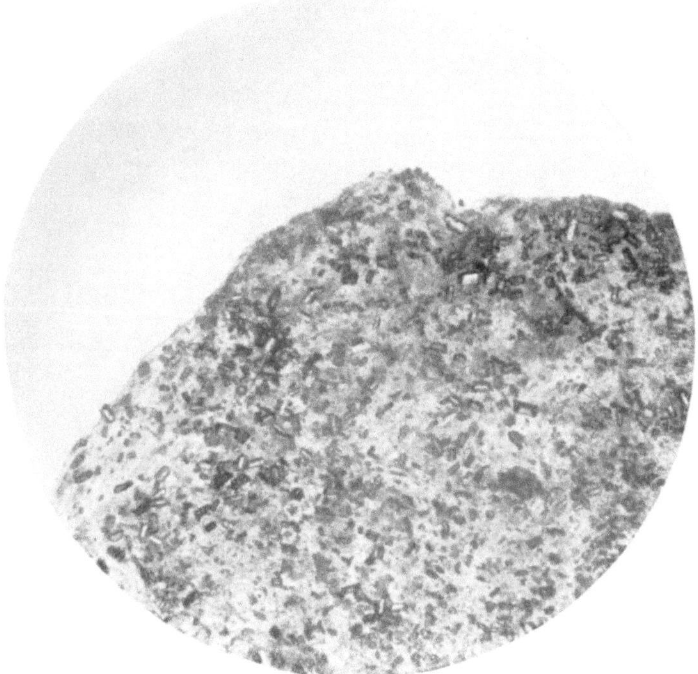

Abb. 7. Schleimgerinnsel mit Tripelphosphaten.

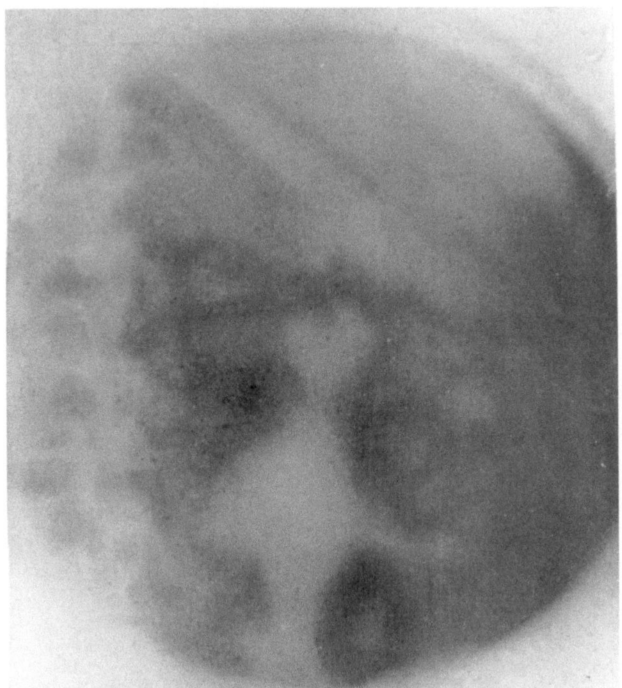

Abb. 8. Große Steine bei Steincystenniere (Röntgenaufnahme).

Verlag von Julius Springer in Berlin.

Mangel. Roth[183]) beschreibt einen 220 g schweren Harnsäure-Blasenstein und bemerkt, daß der Harn stets klar gewesen sei. Wenn man das Wachstum im Röntgenbild verfolgt und den Harn gleichzeitig auf Sedimente kontrolliert, läßt sich die Frage wohl entscheiden.

Die Steinbildung kann sehr rasch erfolgen. Kleinschmidt[104]) beschreibt bei einem Leukämiker Harnsäuresteine, die das ganze Nierenbecken ausfüllten, und meint, daß diese Steine erst in den letzten Tagen des Lebens entstanden seien. Andere Steine wieder wachsen ganz außerordentlich langsam; so können bei erwachsenen Leuten kleine Harnsäurekonkremente bestehen, deren Anfänge bis in die früheste Jugend zurückreichen. Schnell wachsen vor allem die Steine, wenn erhebliche katarrhalische Prozesse in den Nierenwegen und alkalische Harnreaktion bestehen. Dann erreichen die Konkremente eine ganz erhebliche Größe, wie folgende Röntgenogramme einer Patientin mit doppelseitiger Steincystenniere zeigen (Abb. 8 auf Tafel III).

Eine große Zahl der Konkremente hat Schichten verschiedener chemischer Zusammensetzung, die ganz analog sind den wechselnden Sedimenten, die uns in der Praxis so häufig begegnen[31]). Wie dort das Gemeinsame die Abnahme an Schutzkolloid in der Lösung ist, der dann dasjenige Sediment folgt, das den anderen bestimmenden Faktoren (Reaktion usw.) entspricht, so wird wohl auch in den um einen Stein gebildeten Schichten von Gerüstsubstanz das Versteinerungsmaterial abgelagert, das nach seiner Konzentration und nach der Harnreaktion das unlöslichste ist. Im Konkrement krystallisieren die Steinbildner in ganz anderer Weise, als wenn sie frei im Harn ausfallen (Ultzmann, Posner). Posner weist darauf hin, daß dieser Unterschied besonders bei dem oxalsauren Kalk ein sehr ausgesprochener ist. Im Konkrement finden sich weder die Briefkuvert- noch die Dumbbellformen, sondern feine, radiär gestreifte Nadeln, die im Gegensatz zu den anderen Krystallformen des oxalsauren Kalks stark doppeltbrechend sind (Abb. 10 auf Tafel V). Ord hat schon früher gezeigt, daß Oxalatkrystalle bei Anwesenheit von Kolloiden (Gelatine) nicht in Form von Quadrat-Oktaedern, sondern als radiär gestreifte Kugeln ausfallen. Sabbatini und Selvioli[187]) finden bei der Fällung von $CaCl_2$ durch Na_2CO_3, die in reinem Wasser in rhomboedrischen Krystallen erfolgt, bei Gegenwart von Kolloiden ovale Krystallformen.

Man hat versucht, die Harnsteine einzuteilen. Die Einteilung nach dem Fundort, Nierenbecken, Ureter, Blase ist klinisch und therapeutisch die wesentlichste, hat aber keine Beziehungen zur Steingenese. Ebstein hat die Steine nach ihrer chemischen Zusammensetzung getrennt in Harnsäuresteine, Uratsteine, Xanthinsteine, Oxalatsteine, Cystinsteine, Phosphat- und Carbonatsteine. So wichtig die Kenntnis der chemischen Natur eines Konkrementes ist, so besteht doch nur ein Teil von ihnen aus einem einheitlichen Material. Will man die Harnsteine nach der Art ihrer Entstehung einteilen, so unterscheidet man, wie es auch Kleinschmidt tut, am besten zwischen primärer und sekundärer Steinbildung und definiert:

Die primäre Steinbildung beruht auf einem Zusammenkleben von Sedimenten; sie führt rasch zu meist lockeren, strukturlosen, kleinen Gebilden, in denen das Steinmaterial in denselben Krystallformen enthalten ist, wie sie aus den Harnsedimenten bekannt sind. Die Hauptbedeutung der primären Steinbildung liegt in der Lieferung von Steinkernen.

Die sekundäre Steinbildung ist ein Prozeß um einen Steinkern. An der Oberfläche werden Kolloide gefällt und danach die Schichten mit versteinerndem Material inkrustiert.

Bei der sekundären Steinbildung entstehen sehr mannigfaltige Formen, die hier nicht näher beschrieben werden können. Ich möchte nur hier eine ziemlich seltene Formation wiedergeben, von der eine so schöne Abbildung in der Literatur nicht vorhanden ist. Es handelt sich um das Stück eines Schalensteines von oxalsaurem Kalk, das ich der Freundlichkeit des Herrn Dr. Schultheiß-Wildungen verdanke (Abb. 9 auf Tafel IV und 10 auf Tafel V). Bei der Aufnahme eines Dünnschliffes im polarisierten Licht zeigt sich (vgl. Posner) die Doppelbrechbarkeit sehr deutlich. Im mikroskopischen Bilde sieht man, daß an der Innenwand der Schale eine ziemlich beträchtliche Schicht geronnenen und eingetrockneten Blutes sitzt, aus dem die Entstehungsgeschichte des Steines abzulesen ist. Sicherlich hat hier als Steinkern ein lockeres Blutkoagulum gedient, durch dessen Schrumpfung der Hohlraum entstanden ist.

Neben der Kenntnis der physikalisch-chemischen Genese der Harnsteine ist von der größten Bedeutung die ätiologische Genese. Die frühere allgemeine Anschauung, daß die Harnsteine durch einen entzündlichen (katarrhalischen) Prozeß in den Harnwegen entstehen, ist von Aschoff[7]) und Kleinschmidt[104]) einer Kritik unterzogen worden. Nach ihrer Meinung sind die entzündlichen Steinbildungen charakterisiert durch den Gehalt der Konkremente an Ammonium-Magnesiumphosphat, harnsaurem Ammoniak und Kalksalzen, „während die nicht entzündlichen Kernsteine einer vorübergehenden oder länger dauernden Übersättigung des Harns mit der betreffenden Substanz ihre Entstehung verdanken."

Diese Abgrenzung ist weder vom chemischen noch vom klinischen Standpunkt aus zutreffend.

Fast jeder Harn ist in bezug auf die Steinbildner übersättigt, wie in den vorhergehenden Kapiteln auseinandergesetzt worden ist. Nicht die Übersättigung, sondern die Aufhebung derselben, d. i. die Störung im kolloidalen Milieu, bewirkt das Auftreten von einem Sediment. Ein Sediment ist aber noch kein Konkrement. Daß Sedimente ohne Entzündung entstehen können und wohl meistenteils entstehen, ist ohne Zweifel. Wenn als ein möglicher Modus der zur Niederschlagsbildung führenden Kolloidfällung die Reaktion der normalen Harnkolloide mit in den Harn gelangten Eiweißkörpern (analog der Nubeculabildung) genannt ist, so ist zu bemerken, daß auch die Albuminurie nicht die Folge einer entzündlichen Affektion der Niere oder der Harnwege zu sein braucht. Wenn Aschoff und Kleinschmidt als entzündliche

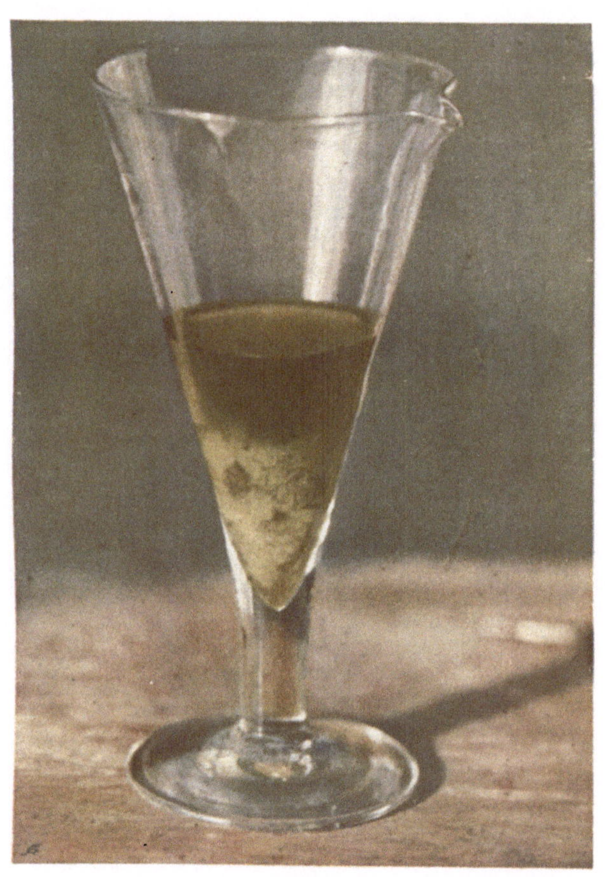

Abb. 9. Galle nach einem Anfall von Cholangitis (großes Schleimgerinnsel mit eingelagertem Bilirubinkalk).

Verlag von Julius Springer in Berlin.

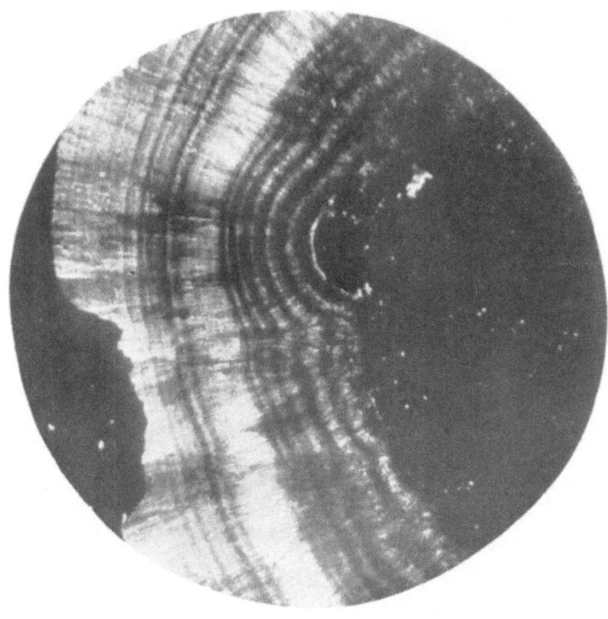

Abb. 10. Schalenstein aus oxalsaurem Kalk bestehend. (Mikroskopische Aufnahme von Abb. 13 im polarisierten Licht bei gekreuzten Nikols.)

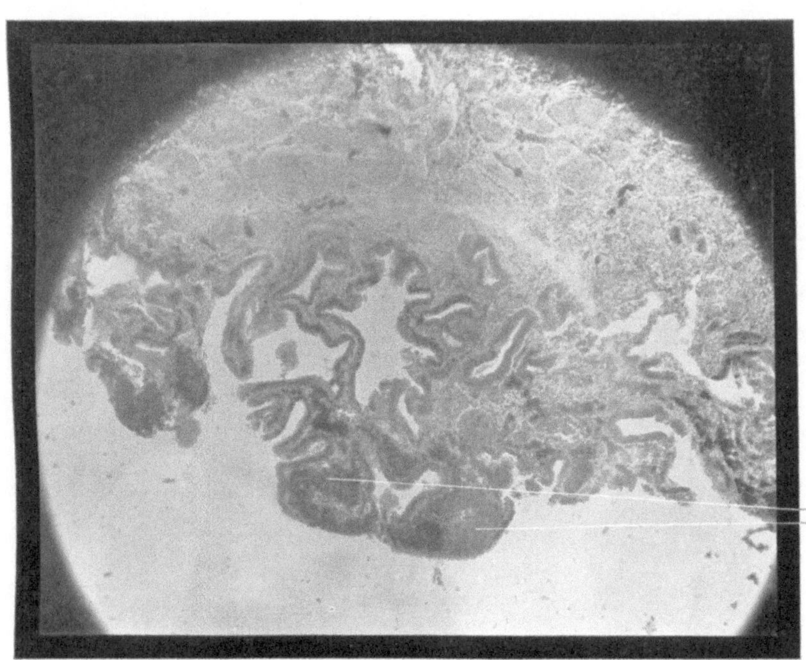

Abb. 12. Schnitt durch die Gallenblase (Abb. 11).

Verlag von Julius Springer in Berlin.

Steinbildungen nur solche gelten lassen, die Ammoniumsalze enthalten, so ist diese Gruppe einerseits viel zu eng, andererseits viel zu weit abgegrenzt. Es ist sicher, daß Tripelphosphate im frisch entleerten Harn auch ohne entzündliche Prozesse in den Harnwegen und ohne ammoniakalische Harngärung vorkommen (vgl. S. 47). Aber dieses Ereignis ist selten und ohne größere praktische Bedeutung. Daß aber ein sehr großer Teil der katarrhalischen Prozesse in den Harnwegen mit saurer Harnreaktion und ohne Harnstoffzersetzung verläuft, darf nicht außer acht gelassen werden.

Es kann also sehr wohl auch ein Teil der Steine, die kein Ammoniak enthalten, auf dem Boden einer Entzündung entstanden sein, wenn bei einer solchen überhaupt Bedingungen für die Entstehung eines Sedimentes oder eines Kernes vorhanden sind.

Daß entzündliche oder katarrhalische Prozesse nicht nur bei alkalischer oder ammoniakalischer Reaktion solche Bedingungen schaffen, kann aber wohl keinem Zweifel unterliegen. Es können durch Beimengungen von Schleim, Eiter, Blut und in seltenen Fällen Fibrin aus den bereits zur Genüge erwähnten Gründen die Löslichkeitsbedingungen der Steinbildner verschlechtert werden; es können Kerne (Schleimfäden, Bakterienhaufen usw.) entstehen, in denen Steinbildner jeder Art ausfallen; und es können endlich durch Schwellung, Epithelabschilferung Veränderungen der Oberfläche der Harnwege gesetzt werden, an denen Niederschläge von Kolloiden und Krystalloiden haften.

Daß Harnsteine ohne Entzündung entstehen, ist nicht nur physikalisch-chemisch möglich, sondern nach klinischen und anatomischen Erfahrungen als sicher anzunehmen. Trotz der Häufigkeit der Pyelitis im Säuglings- und Kindesalter darf das so reichliche Vorkommen von Harnsäuresteinen bei Kindern als Folge des Harnsäureinfarktes in diesem Sinne gedeutet werden.

Daß Aschoff die Lehre von der ausschließlichen entzündlichen Genese der Harnsteine umgestoßen hat, bedeutet zweifellos einen wichtigen Fortschritt, wenn es auch nach dem Stande unseres Wissens kaum möglich erscheint, bei einer großen Zahl von Konkrementen die kausale Genese klar zu erkennen.

Zum Schluß noch ein Wort zu der alten Frage der Harnsteindiathese. Sicherlich handelt es sich bei der Harnsteinbildung, wenn man von den Cystinkonkrementen absieht, nicht um krankhafte Vorgänge im intermediären Stoffwechsel, nicht um eine Mehrproduktion der Steinbildner. Selbst bei den Cystinurikern muß zur Entstehung von Sedimenten und Konkrementen noch etwas hinzutreten, was erst während oder nach der Nierenpassage beginnt, nämlich die Veränderung der Kolloide, die zu Ablagerungen führt, deren chemische Natur erst in zweiter Linie steht (gemischte Sedimente bei Cystinurie). Israel[95]) teilt einen Fall mit, in dem die eine Niere Xanthinsteine, die andere Harnsäuresteine aufwies. Der Glaube an die Steindiathese wurzelt so fest, weil ganz unzweifelhaft die Steinkrankheit familiär und erblich sein kann, und weil Steine und noch häufiger Sedimente bei Stoffwechselkranken, insbesondere bei Gichtikern, häufig vorkommen. Brugsch und Schittenhelm[32]) haben die Merkmale der Abgrenzung zwischen Gicht (urikämische Diathese) und Harnsäuresteindiathesen scharf hervorgehoben. Die Gicht ist eine Erkrankung des späteren Lebensalters, der Harnsäurestein ist bei Kindern sehr häufig. Bei der Gicht handelt es sich um Ablagerung von Mononatriumurat, bei dem Stein um Harnsäure. Der Gichtiker hat eine niedrige Harnsäureausscheidung, während man für eine Stoffwechseldiathese, die der Harnsteinbildung zugrunde liegen soll, eine hohe verlangen müßte (siehe auch Aschoff, „Übersättigung des Harns"). Gleichwohl begegnet man immer wieder der Auffassung, daß ein Harnsäuresediment etwas für Gicht oder für eine Diathese überhaupt beweise. Wenn man eine Neigung zu Harnsedimenten auf eine Diathese beziehen will, so kann es sich nur um einen Vorgang handeln, der in der Niere liegt oder nach der Nierenpassage beginnt und die Lösungsfähigkeit und damit die Schutzwirkung der Harnkolloide betrifft. Da die Ursache der Gicht in der Niere gelegen ist und in einer Störung der Partiarfunktion der Harnsäureausscheidung besteht[126]), so haben wir in dieser und in der zweifellos häufigen Neigung des Gichtikers zu Sedimenten von Harnsäure (trotz niedriger Harnsäurekonzentration) und von oxalsaurem Kalk zwei Momente, die auf dasselbe Organ, die Niere, hinweisen. Wenn wir über die Herkunft der Harnkolloide besser unterrichtet wären, und wenn wir wüßten, ob und welche Funktion die Harnkolloide für die Sekretion haben (vgl. L. Lichtwitz[127]), so würde uns die Kenntnis der Menge und des Lösungszustandes der Harnkolloide gestatten, für das nichtssagende Wort „Diathese" den Begriff einer Funktionsänderung der Niere einzusetzen.

B. Die Entstehung von Niederschlägen und Konkrementen in der Galle und in den Gallenwegen.

1. Die Galle als Lösung.

Nach Hammarsten[76]) ist die Lebergalle des Menschen in folgender Weise zusammengesetzt:

Feste Stoffe	25,200	35,260	25,400
Wasser	974,800	964,740	974,600
Mucin und Farbstoff	5,290	4,290	5,150
Gallensaure Alkalien	9,310	18,240	9,040
Taurocholat	3,034	2,079	2,180
Glykocholat	6,276	16,161	6,860
Fettsäuren und Seifen	1,230	1,360	1,010
Cholesterin	0,630	1,600	1,500
Lecithin	0,220	0,574	0,650
Fett	0,220	0,956	0,610
Lösliche Salze	8,070	6,760	7,250
Unlösliche Salze	0,250	0,490	0,210

Die Galle ist sehr arm an Asche und an osmotisch wirksamen Molekülen und Ionen. Der Gefrierpunkt der Fistelgalle schwankt von

— 0,535 bis — 0,570 (**Brand**[30]), **Bonanni**[27]), **Strauß**[205]). Eigene Untersuchungen haben als niedrigsten Wert 0,360 (bei permanenter Gallenfistel) als höchsten Wert 0,600 ergeben. Die große Zähigkeit und das im Verhältnis zum osmotischen Druck hohe spezifische Gewicht und die Neigung der Galle, im Dialyseversuch viel Wasser aufzunehmen, weisen auf den Reichtum der Galle an Kolloiden hin.

Daß die Galle nicht als eine wässerige Lösung aufzufassen ist, in der die einzelnen gelösten Bestandteile völlig unabhängig voneinander sind, war bereits **Thudichum**[208]) und **Naunyn**[151]) bekannt. Das Cholesterin und das Bilirubin sind in Wasser völlig unlöslich, während ihre Konzentration in der Galle eine sehr beträchtliche werden kann (die höchste Cholesterinkonzentration in der Galle, die beobachtet wurde, betrug 5,6 Proz. **Jakobson**[96]).

Das Bilirubin $C_{32}H_{36}N_4O_6$ hat den Charakter einer schwachen Säure. Nach **Hammarsten** ist es in den tierischen Flüssigkeiten als lösliches Bilirubinalkali enthalten. Dieser Auffassung widerspricht die Beobachtung, daß man aus Galle das Bilirubin mit Chloroform extrahieren kann. Bilirubinalkali ist in Chloroform unlöslicher als in Wasser; eine Bilirubinlösung in Chloroform gibt den gesamten Farbstoff an alkalisch reagierendes Wasser ab. Das Bilirubin ist als schwache Säure wenig oder gar nicht dissoziiert und in diesem Zustande chloroformlöslich, während das Bilirubinalkali, wie allgemein Alkalisalze schwacher Säuren, stark dissoziiert ist, so daß es sich hier im wesentlichen um die Löslichkeit der Ionen handelt, die im Wasser am größten ist. Aus einer Bilirubinalkalilösung fällt durch Säurezusatz das Bilirubin aus. In der Galle geschieht das nicht, und im ikterischen Harn nur in einer kleinen Zahl der Fälle (häufiger beim Icterus neonatorum, bei dem der Harn auch zu Niederschlägen von Harnsäure und Uraten neigt). Völlig unlöslich ist das Calciumsalz des Bilirubins, und der Kalkgehalt der Galle ist stets ausreichend, ein Bilirubinkalksediment zu ergeben. Aber auch dieser Niederschlag tritt in der Regel nicht ein. Es handelt sich also in der Galle um eine abnorme Löslichkeit von Bilirubin und Bilirubincalcium. **Naunyn** hat die Beobachtung gemacht, daß man zu Galle beträchtliche Mengen Kalkwasser (bis zum gleichen Volumen) hinzufügen kann, ohne daß Bilirubinkalk ausfällt. Bei stark bilirubinhaltiger Galle tritt erst nach Zusatz von bedeutenden Mengen eine Fällung ein. **Naunyn** hat weiter gezeigt, daß man Menschen- und Hundegalle einengen kann, ohne daß ein Niederschlag von Bilirubinkalk entsteht. Die Löslichkeit des Bilirubinkalks ist also von der Konzentration seiner beiden Komponenten in sehr weiten Grenzen unabhängig, und **Naunyn** hat den Schluß gezogen, daß in der Galle Substanzen sind, die das Ausfallen des Bilirubinkalks verhindern können, auch wenn der Kalkgehalt bedeutend steigt. **Naunyn** hat gefunden, daß die gallensauren Alkalien solche Substanzen sind. Und ebenso verhalten sich die Seifen. Die physikalisch-chemische Verwandtschaft dieser beiden Körpergruppen ist bekannt. Die Löslichkeitsbeeinflussung des Bilirubins durch diese Stoffe ist aber nicht eindeutig definiert, weil die Lösungen der gallensauren und fettsauren Alkalien infolge hydrolytischer Einflüsse alkalisch reagieren. Naunyn hat bereits gefolgert, daß möglicherweise der Bilirubinkalk nur bei einer ganz bestimmten Reaktion der Lösung ausfällt. Bei der Bestimmung der Löslichkeit des Bilirubinkalks in Seifen und gallensauren Alkalien haben wir also eine Kombination von Kolloidschutz (vgl. unten) und den Folgen einer differenten Reaktion.

Ist nun das Bilirubin als Kolloid oder Krystalloid gelöst? Sowohl aus Galle wie aus Harn diffundiert der Gallenfarbstoff mit großer Schnelligkeit durch Membranen verschiedener Art, so daß also ein kolloider Lösungszustand nicht vorliegt. Jedoch gehört das Bilirubin zu den Farbstoffen, die Zellen, Krystalle usw. leicht und intensiv färben, die also wie die Farbstoffe von Marc (s. S. 19) eine große Oberflächenaktivität haben, d. h. eine für unser Problem wichtige Eigenschaft, die auch den meisten Kolloiden zukommt.

Die Löslichkeit des Cholesterins, dessen Herkunft in einem besonderen Kapitel besprochen werden soll, hat in der normalen Galle keine erkennbaren Beziehungen zu seiner Konzentration. Beim Einengen und selbst beim Wiederlösen nach Eintrocknen ist ein Ausfallen von Cholesterin nicht zu beobachten (Naunyn). In Fett, Lecithin, gallensauren und fettsauren Alkalien ist das Cholesterin löslich. Diese Lösungsvermittler, die sämtlich in der Galle enthalten sind, sind auch untereinander löslich. Und da auch das Fett in nicht sichtbarer Form in der Galle enthalten ist, so handelt es sich in der Galle um ein sehr verwickeltes Lösungssystem, wie wir es ähnlich in den Zellen finden.

Nach Naunyn erreicht die Konzentration des Cholesterins nach 24 bis 36 Stunden langem Stehen bei 37 bis 38⁰ folgende Werte:

In	100 ccm	Olein	5,9	Cholesterin
„	100 „	2,5 proz. Sapo med. . . .	0,1	„
„	100 „	0,25 proz. Na-Glykochol. . .	0,03	„
„	100 „	0,25 proz. Na-Taurochol. . .	0,05	„

Nach E. Gérard[67]) lösen 100 ccm einer Lösung von 6,95 proz. Na-Glykocholat und 2,75 proz. Na-Taurocholat bei 37⁰ 0,185 g wasserfreies Cholesterin. Moore und Parked[147]) finden in einer 5 proz. Lösung von gallensauren Salzen eine Löslichkeit von 0,1 proz. Cholesterin. Ob diese Lösungen reversibel (resolubel) sind, d. h. nach Eintrocknen wieder in Lösung gehen, ist nicht untersucht. Sichergestellt ist diese Eigenschaft an den Lecithin-Cholesterinkombinationen nach Overton[160]). Wenn man Lecithin und Cholesterin in Benzol löst, und das Benzol abdunsten läßt, so löst sich der trockene Rückstand in Wasser. Von den bekannten Cholesterinlösungen steht also die Overtonsche ihrer physikalisch-chemischen Struktur nach der Galle bisher am nächsten. Schade[195]) hat beobachtet, daß beim Lösen des Cholesterins in Seife am Rande der Krystalle myelinartige Klümpchen auftreten, die sich allmählich mehr und mehr zerteilen. Es findet also in diesen Lösungen eine Aufteilung des Cholesterins statt, die zu einer entsprechenden Vergrößerung der Oberfläche führt. Da die Größe der Oberfläche von der Größe der Oberflächenspannung abhängt, so werden alle Stoffe, die die Oberflächenspannung zwischen Krystall und Lösungsmittel verringern, die Aufteilung begünstigen. Daß die Seifen und die gallensauren Alkalien solche Stoffe sind, haben wir bereits gesehen. Sehr wichtig ist die Frage, wie weit eine solche Aufteilung geht.

Das Cholesterin hat ein Molekulargewicht von 366, ist also ein nicht sehr großes Molekül. Es ist sehr wahrscheinlich, daß das Cholesterin in der Galle und in Lösungen mit Seife oder Lecithin sich in kolloidalem Zustande befindet. Dafür sprechen die weiter unten erwähnten Fällungsversuche (Lichtwitz[120]), vgl. auch Schade). Sicher ist, daß das in der Galle vorhandene Cholesterin oberflächenaktiv ist.

Der Kalk. Die Konzentration des Calciums in der Galle (vgl. S. 80, 81) ist ausreichend zur Niederschlagsbildung mit Fettsäuren und Kohlensäure. Diese Niederschläge treten in der normalen Galle nicht ein. Der Galle kommt sogar die Fähigkeit zu, Kalkseifen zu lösen (Neumeister[155]), Ed. Pflüger[168]).

2. Das Cholesterin.

Die Sterine sind im Tier- und Pflanzenreich weit verbreitet, und der am besten untersuchte Vertreter dieser Gruppe ist das tierische Cholesterin. Nach Windaus[221]), dem wir sehr wichtige Untersuchungen über diesen Körper verdanken, wird die Konstitution durch folgende Formel wiedergegeben:

$$\begin{array}{l} CH_3 \\ \quad \rangle CH \cdot CH_2 \cdot CH_2 \cdot C_{17}H_{26} \cdot CH = CH_2 \\ CH_3 \\ \qquad\qquad\qquad H_2C \diamond CH_2 \\ \qquad\qquad\qquad\quad CHOH. \end{array}$$

Das Cholesterin ist also ein einwertiger, sekundärer Alkohol und als solcher befähigt, mit Fettsäuren Ester zu bilden. Bemerkenswert ist, daß der Körper eine Doppelbindung besitzt. Woraus das Cholesterin im Tierkörper entsteht, ist ganz unsicher. Die einzige chemische Beziehung, die sich bisher hat finden lassen, ist rein konstitutioneller Natur. Sie betrifft die Cholsäure (Windaus),

$$\begin{array}{l} \qquad\qquad\qquad\quad COOH \\ CH_2OH \\ \qquad\quad \rangle C_{18}H_{27} \\ CH_2OH \\ \qquad H_2C \diamond CH_2 \\ \qquad\quad CHOH \end{array}$$

über deren Herkunft und Bildung wir aber auch nichts wissen.

Das Cholesterin und seine Ester finden wir in allen Zellen und in allen Körperflüssigkeiten. Da, wie die Untersuchungen der letzten Jahre (Osborne und Mendel[157]) Hopkins[88]) gelehrt haben, ein Wachstum bei der Ernährung mit reinen Nährstoffen, die sicherlich cholesterinfrei waren, möglich ist, so muß wohl das Cholesterin im Tierkörper entstehen können. Eine sichere Entscheidung muß durch solche Fütterungsversuche und Analyse des ganzen Tieres möglich sein*).

Wenn das Tier Cholesterin aufbauen kann, so ist die folgende Frage, ob es eine krankhafte Steigerung dieser Funktion gibt. Wir treffen unter zahlreichen pathologischen Bedingungen Cholesterinablagerungen und Erhöhungen des Cholesteringehalts des Blutserums, die die Folge eines höheren Cholesteringehalts des Körpers oder der Ausdruck einer abnormen Cholesterinverteilung sein können. Ein höherer Cholesteringehalt des Körpers könnte auch durch eine vermehrte Resorption aus dem Darmkanal herbeigeführt werden. Über den Cholesterinstoffwechsel existieren zahlreiche Untersuchungen. Bevor wir aber über ihre Ergebnisse berichten, müssen wir die Methoden betrachten, mit denen sie gewonnen sind.

Jeder Cholesterinbestimmung muß eine Extraktion vorausgehen, deren Schwierigkeit nicht unterschätzt werden darf. Die komplizierten Löslichkeitssysteme, von denen oben die Rede war, erschweren die Extraktion. Man muß verlangen, daß man sich bei einer Cholesterinanalyse nicht mit einer Extraktion nach Stunden begnügt, sondern daß man sich in jedem Falle, wie das ja selbstverständlich ist, durch eine folgende Extraktion überzeugt, daß der Prozeß zu Ende ist.

Die Cholesterinbestimmung selbst wird jetzt in der Regel nach zwei Methoden vorgenommen. Die wichtigste ist die Digitoninfällung nach Windaus[222]), die in der Hand des Erfahrenen gewiß brauchbare Werte liefert. Bei dem Mangel an Digitonin und bei den nicht gering zu achtenden Schwierigkeiten ihrer Ausführung, auf die auch Autenrieth und Funk[12]) hinweisen, und bei der für klinische Zwecke oft zu großen notwendigen Menge des Untersuchungsmaterials, ist diese Methode nicht für alle handlich. So wird die überwiegende Mehrzahl der Cholesterinbestimmungen mit kolorimetrischen Methoden ausgeführt, die auf der Liebermannschen Cholestolprobe beruhen. Cholesterin gibt bei der Behandlung mit Essigsäure und Schwefelsäure eine grüne Färbung, der eine rote und eine blaue Farbe vorangehen. Methoden denen diese Reaktion zugrunde liegt, sind besonders von Grigaut[70, 72]) und Weston-Kent[218]) angegeben worden. Eine kolorimetrische Methode, die auf der Reaktion von Tschugaieff beruht, verwendet Iscovesco[92, 93, 94]). In Deutschland hat sich die Methode von Grigaut eingebürgert, ohne daß die lebhafte Diskussion mit Iscovesco über den Wert dieser Methode bei uns eine genügende Beachtung gefunden

*) Die Experimente von Dezani[47]), sind nach diesem Plane angestellt. Da aber die von ihm gereichte cholesterinfreie Nahrung sicher auch vitaminfrei war, so verloren die Tiere stark an Körpergewicht und starben. Da man nun schwankend sein kann, ob man den Cholesteringehalt als absolute Größe berechnen soll, wie es Dezani tut, oder in seinem Verhältnis zum Körpergewicht, wie es mir richtiger erscheint, so ist aus den Versuchen von Dezani eine sichere Beantwortung der wichtigen Frage nicht zu gewinnen.

hat. Es finden sich in der Literatur nur sehr wenige Mitteilungen, in denen die kolorimetrische Methode mit der nach Windaus verglichen wird. Klinkert[109]) hat solche Kontrollbestimmungen vorgenommen. Er findet, „daß die Methode von Chauffard-Grigaut zwar nicht vollkommen exakt sei, aber genügend den klinischen Anforderungen entspreche". Nach Klinkerts Meinung beträgt der Fehler 6 bis 8 Proz. Zu dieser Meinung kommt Klinkert dadurch, daß er den Durchschnitt aller nach Windaus ausgeführten Analysen mit dem Durchschnitt aller nach Chauffard-Grigaut ausgeführten vergleicht. Er findet dann bei 17 Bestimmungen die Werte von 1,822 bzw. 1,7659 Cholesterin pro Liter Serum. Eine derartige Rechnung ergibt natürlich kein richtiges Bild. Ich habe in folgender Tabelle (Stab 3) den Fehler für jede Parallelbestimmung Klinkerts einzeln berechnet.

Methode Chauffard-Grigaut	Methode Windaus	Nach Chauffard-Grigaut Proz. mehr oder weniger
1,875	1,850	+ 1,35
1,575	1,800	— 12,50
1,725	1,680	+ 8,64
2,400	1,590	+ 50,9
1,875	1,300	+ 44,2
1,500	1,655	— 9,37
1,650	1,610	+ 2,48
1,800	2,095	— 14,1
1,800	1,775	+ 1,41
1,875	1,915	— 2,07
1,575	1,730	— 8,95
1,425	1,650	— 13,62
1,875	2,750	— 31,83
1,500	1,570	— 4,47
1,875	2,135	— 12,19
1,800	2,335	— 29,70
1,850	1,655	— 0,33

Klinkert findet also nach Chauffard-Grigaut bis 50,9 Proz. mehr und bis 31,8 Proz. weniger als nach Windaus*).

Mc. Nee[152]) hat die Methode nach Weston und Kent 3 mal mit der Methode nach Windaus verglichen. Er findet in 100 ccm Galle freies und gebundenes Cholesterin:

Nach Windaus	Nach Weston-Kent	Nach Weston-Kent weniger
0,688	0,589	16,8 Proz.
0,720	0,614	17,3 „
0,975	0,890	9,55 „

*) Eine eigene kolorimetrische Methode wendet Weltmann[216] an. Weltmann sagt: „Die Methoden von Grigaut sind noch immer zu zeitraubend und kompliziert, um sich bei dem an quantitative Bestimmungen vom Typus des ‚Esbach' gewohnten Kliniker einzubürgen." Wenn man nach diesem Ausspruch den Wert seiner Methode einschätzt, so wird sie an Unzulänglichkeit nicht zu übertreffen sein. Man sieht ein, daß der bittere Scherz von Iscovesco[93]), der in dem Titel seiner Mitteilung „Genaue oder klinische Cholesterinbestimmung im Blutserum" liegt, nicht ohne Berechtigung ist.

Hier liegen die beträchtlichen Fehler wenigstens nach einer Richtung; die Zahl der Kontrollanalysen ist allerdings eine zu geringe.

Im letzten Jahre haben Autenrieth und Funk ein Verfahren der Cholesterinbestimmung angegeben, das ebenfalls auf der Liebermannschen Reaktion beruht und das sich in Kontrollbestimmungen mit den Methoden von Windaus und Weston Kent bewährt hat. Autenrieth und Funk sagen: „Die Farbennuance sowie die Intensität der Färbung, d. i. der Grad der Farbstärke, die von einer bestimmten Menge Cholesterin hervorgerufen werden, sind von verschiedenen äußeren Bedingungen abhängig; wie wir gefunden haben, beeinflussen in dieser Hinsicht die Menge der angewandten Schwefelsäure, ferner Temperatur, Belichtung sowie Zeit die Liebermannsche Cholesterinprobe.“ Es ist a priori kaum zu erwarten, daß man mit einer Farbenreaktion, die eine so ausgesprochene Zeitfunktion hat und so vielen bekannten und gewiß noch manchen unbekannten Beeinflussungen unterliegt, konstant richtige Werte findet. Aus den Zahlen von Autenrieth und anderen geht aber hervor, daß sehr geübte Untersucher mit diesen Methoden arbeiten können.

So finden nach der Methode von Grigaut im Liter Blutserum des Gesunden Gesamtcholesterin:

Chauffard, Laroche und Grigaut[78]) . . .	1,50 bis 1,80
Widal, Weill und Laudat[220])	1,74 bis 1,95
Bacmeister und Henes[14])	1,10 bis 1,80

Diesen Zahlen, die wenigstens in ihren maximalen Werten befriedigend übereinstimmen, stehen in der Literatur andere gegenüber, die stark abweichen (s. z. B. Klinkert 1,425 bis 2,400). Es ist wohl sicher, daß hier zu methodischen oder individuellen Fehlern der Untersucher auch starke individuelle Schwankungen des Cholesteringehalts hinzukommen, auf die Kanders[98]) aufmerksam macht.

Hürthle[90]) hat zuerst im Blutserum Cholesterinester gefunden. Die frühere Meinung, daß das Serum nur die Ester, die Blutkörperchen nur freies Cholesterin enthalten, ist nach neueren Untersuchungen nicht richtig.

Röhmann[180]) und Cytronberg[41]) haben in den roten Blutzellen aus 100 ccm Blut 38,9 bis 46,1 mg freies und 93,0 bis 101,2 mg Gesamtcholesterin gefunden, und nach Bürger und Beumer[34]) ist nicht unter 30 Proz. des Gesamtcholesterins im Serum im freien Zustande (vgl. auch Kanders, Widal, Weill und Laudat[220]). Nach Cytronberg[43]) enthalten die roten Blutkörperchen ein Cholesterinester spaltendes Ferment.

Eine für die Beurteilung vieler Versuchsergebnisse wichtige Frage ist, ob das Cholesterin der Nahrung resorbiert wird. Nach den Untersuchungen von Pribram[175]), Fraser und Gardner[60]), Grigaut und L'Huillier[71]), Chatasow und Anitschkow[4,5]), Wacker[213]), Weltmann und Biach[217]) ist beim Kaninchen eine Cholesterinresorption sicher. Beim Hunde sind die Ergebnisse von Grigaut und L'Huillier und von Weltmann und Biach entgegengesetzt. Nach Bacmeister und Henes[14]) erscheint beim Menschen das per os eingeführte Cholesterin im Blute. Nach Rouzand und Cabanis[185]) ist die Nahrung ohne jeden Einfluß auf den Cholesteringehalt des Blutes. Nach Lemoine und Gérard[119]) ist ein solcher Einfluß deutlich nachweisbar.

Von besonderer Bedeutung für unser Thema ist die Frage des Cholesterinstoffwechsels in der Schwangerschaft. Chauffard, Laroche und Grigaut[38]) (vgl. auch Klinkert) haben in den ersten 7 Monaten der Schwangerschaft bisweilen, in den letzten beiden fast stets eine Hypercholesterinämie gefunden. Nach der Geburt nimmt der Cholesteringehalt des Blutes wieder ab.

Herrmann und Neumann[80]), die mit großen Blutmengen und nach der Methode von Windaus gearbeitet haben, finden eine Vermehrung des Gesamtpetrolätherextrakts und der Cholesterinester, aber nicht des freien Cholesterins. Ihre Zahlen für das Gesamtcholesterin (1,4396 bis 1,8144 g in 1 kg Blut) bedeuten sicher eine Vermehrung gegenüber dem von ihnen untersuchten Blut des Neugeborenen (0,9224 g), können aber gegenüber den in der Tabelle verzeichneten Normalwerten im Liter der Erwachsenen als erhöht nicht gelten. Wesentlich höhere Zahlen (1,860 bis 4,255 g im Liter Venenblut, 2,465 bis 3,970 g im Liter Blut aus dem retroplacentaren Hämatom) findet Klinkert. Auch nach Klinkert ist das Blut des Kindes (Nabelschnurblut) arm an Cholesterin (0,860 bis 1,490). Da aber Klinkert bereits im normalen Serum höhere Werte findet als die anderen Untersucher (bis 2,400), so ist bei den oben begründeten Bedenken gegen seine Methodik ein sicheres Ergebnis nicht zu gewinnen.

Nach den an Zahl geringen, aber methodisch anscheinend einwandfreien Untersuchungen von Herrmann und Neumann handelt es sich um eine relative Vermehrung der Cholesterinester, aber nicht um eine Vermehrung des Gesamtcholesterins, bei gleichzeitiger Vermehrung des Gesamtätherextrakts.

Die Zahl der Arbeiten, die sich mit der Cholesterinämie unter pathologischen Verhältnissen befassen, ist sehr groß. Fast alle Befunde sind zuerst von der Schule Chauffard gemacht worden. Eine Vermehrung des Cholesterins ist gefunden worden bei chronischen Nierenkrankheiten (Chauffard[36, 37]), Widal[219]), Bacmeister und Henes, Klinkert) — mit diesem Befund hat man die Cholesterinesteranhäufung in der Retina und das Xanthelasma, das man bei Nephritikern gelegentlich trifft, in Beziehungen gebracht —, ferner bei Fettsucht, bei malignen Tumoren vor Einsetzen der Kachexie, beim Typhus. Von größerem Interesse sind die Befunde von Hypercholesterinämie, die man bei Arteriosklerose, Leberkrankheiten und Diabetes melitus[57, 108, 143]) gemacht hat. Bei Arteriosklerose finden Bacmeister und Henes immer dann eine Vermehrung des Cholesteringehalts, „wenn der Prozeß noch in der Entwicklung begriffen war". Da nicht recht einzusehen ist, wie man das entscheidet, und bei der Arteriosklerose als einer fortschreitenden Krankheit doch gewöhnlich der Prozeß in der Entwicklung begriffen ist, so wird man sich präziser so ausdrücken, daß der Befund der Hypercholesterinämie bei der Arteriosklerose inkonstant ist. Eine genaue Formulierung ist hier ganz besonders notwendig, weil die Arbeiten von Wacker[213]) den Anschein erwecken, daß man beim Kaninchen durch Überladung des Organismus mit Cholesterin eine der menschlischen Arteriosklerose sehr ähnliche Gefäßerkrankung erzielen kann, und weil bei der Lust am Verallgemeinern bald die Hypercholesterinämie als die Ursache der Arteriosklerose angesprochen werden dürfte. Beim Ikterus soll das freie Cholesterin im Serum vermehrt sein (Widal, Klinkert), bei Leberkrankheiten ohne Ikterus gehen die Angaben auseinander (Klinkert, Weltmann), ebenso wie bei der Cholelithiasis (Chauffard), Laroche und Grigaut hatten positive Befunde bei zwei Fällen mit ikterischer Verfärbung; Klinkerts Resultat war negativ). Als sichergestellt darf die Hypercholesterinämie bei der Lipämie gelten, insbesondere bei der diabetischen. Auch bei Xanthomen, die, wie Pinkus und Pick[169]) zuerst gefunden haben, reich an Cholesterinestern sind, ist der Gehalt des Blutserums an Cholesterin vermehrt (Chvostek[41]).

Bei Abmagerung, im hohen Alter, bei Fieber, Infektionen (mit Ausnahme des Typhus), bei kavernöser Phthise und bei exulcerierenden Tumoren ist Hypocholesterinämie beschrieben worden.

Die lokalen Cholesteatosen. Normalerweise finden sich die durch ihre Doppelbrechung leicht kenntlichen Cholesterinester insbesondere in der Nebenniere und im Corpus luteum. Die zahlreichen und wichtigen Untersuchungen, die das morphologische Verhalten der Cholesterine und Cholesterinester festgestellt haben, haben zu unserem Thema keine genügend nahe Beziehung, so daß auf die Monographie von Kawamura[100]) und das Referat von W. H. Schultze[203]) verwiesen werden kann. Hier kommt es vor allem auf die Prozesse an, bei denen eine lokale Anhäufung von Cholesterinen stattfindet, und das ist überall dort der Fall, wo Zellen zugrunde gehen und schlechte Resorptionsbedingungen vorhanden sind. So findet Windaus[221a]) in atheromatösen Arten 1,4 bis 1,8 Proz. Cholesterin gegenüber 0,15 Proz. in der Norm. Nach der Analyse von Ameseder[3]) ist 28,56 Proz. des Ätherextraktes atheromatöser Arten Cholesterin. Alle Exsudate enthalten Cholesterin, bisweilen in erstaunlichen Mengen, wie der Fall von Ruppert[186]) lehrt. Einem Mann mit doppelseitigem Pleuraexsudat wurden durch Punktion 1500 ccm Flüssigkeit entzogen, in der sich massenhaft Cholesterinkrystalle befanden. Die Analyse (Methode nicht angegeben) ergab einen Cholesteringehalt von 1,29 Proz. Denselben Wert ergab der Erguß aus der linken Seite (1750 ccm). Der rechtsseitige Erguß bildete sich wiederholt neu und mußte wiederholt entleert werden. Der Cholesteringehalt der Exsudate nahm ständig ab (0,22 Proz., 0,05 Proz.). Zweifellos hatten sich hier in den Pleurahöhlen große Cholesterinablagerungen gebildet, wie sie von Thomas-Churton[40]) und O. Rosenbach[182]) beschrieben worden sind. Solche Massen von Cholesterin finden sich in sehr alten, zellreichen Exsudaten (in dem Falle von Rosenbach war der Erguß 10 Jahre alt). Ganz analog treffen sich solche Cholesterinablagerungen in eingekapselten käsigen Herden, in alten Hämatomen und alten Infarkten, in eingedicktem Eiter usw.

Die Hypercholesterinämie ist jedenfalls beim Menschen nicht oder nicht die einzige Ursache der lokalen Cholesterinablagerungen. Denn es wäre nicht verständlich, warum eine Anreicherung von Cholesterin im Blute das eine Mal eine Retinitis, das andere Mal ein Xanthom oder einen ätheromatösen Herd in der Gefäßwand usw. bedingen sollte. Es ist auch nicht wahrscheinlich, daß es sich in allen diesen verschiedenen Fällen um eine Mehrproduktion von Cholesterin an Ort und Stelle handelt. Denn wenn der Organismus überhaupt Cholesterin aufbauen kann, so wird diese komplizierte Synthese sicherlich nicht eine Eigenschaft aller Organe und insbesondere nicht untergehender Zellen sein. Das Cholesterin ist zweifellos beim Untergang von Zellen infolge seiner Unlöslichkeit liegen geblieben, und ein Teil des abgelagerten Cholesterins entspricht dem ursprünglichen Zellcholesterin. Wo aber eine absolute Vermehrung vorliegt, wie in den ätheromatösen Arten nach Windaus, muß eine Einwanderung stattgefunden haben, für die zwei Möglichkeiten bestehen. Entweder kann ein nekrotischer Herd das Cholesterin aus dem Blute nach dem gleichen physikalisch-chemischen Prinzip, das wir oben für die Verkalkung und die Verkrustung kennen gelernt haben, oder durch einen Adsorptionsprozeß anreichern. Dann würde also das im Blute gelöste Cholesterin die Herde infiltrieren. Oder das Cholesterin kann aus Wanderzellen stammen, die in den Herd eingedrungen und zugrunde gegangen sind. Für die erste Möglichkeit sprechen die Untersuchungen von Anitschkow [4, 5]) und Wacker [213]), die beim Kaninchen eine Cholesterinablagerung in Leber, Milz und Aortenwand durch Cholesterinzufuhr bewirkt haben. Diese Versuche sind auf den Menschen aber nicht übertragbar, und es ist noch keineswegs gesichert, daß auch beim Kaninchen das Cholesterin ein primäres Zellgift ist. Beim Menschen geht jedenfalls der Cholesterindeponierung die lokale Gewebsveränderung voran, die alles andere nach sich zieht. Lokale Cholesteatosen (vom Xanthom abgesehen) haben also mit einer „Pathologie des Cholesterinstoffwechsels" ebenso wenig etwas zu tun, wie lokale Verkalkungen (von den sogenannten metastatischen Verkalkungen abgesehen) mit einer Anomalie des Kalkstoffwechsels. Und diese Präzisierung gestattet, den in letzter Zeit in starker Expansion befindlichen Begriff des „Cholesterinstoffwechsels" enger zu ziehen.

An diesen lokalen Cholesterinablagerungen erkennen wir, daß untergehende Zellen eine Quelle des Cholesterins sind. Da an allen Orten eine ständige „Zellmauserung" vor sich geht, und da das Gefäßsystem mit seiner unendlichen Zahl von Wandendothelien und Blutzellen ein Organ darstellt, das in bezug auf Größe und Vergänglichkeit der Zellen (rote Blutkörperchen) seinesgleichen nicht hat, so wird es verständlich, daß unter allen möglichen ihrer Art nach sehr verschiedenen Erkrankungen Veränderungen des Cholesteringehaltes des Blutes vorkommen. Gewiß werden alle Organzellen, und vielleicht erkrankte in höherem Grade, einen Beitrag zum Cholesteringehalt des Blutes liefern. Mit dieser Einreihung in einen Zusammenhang wichtigerer pathologischer Begebenheiten soll die Cholesterinämie auf ihre wirkliche, bisher sehr geringe Bedeutung zurückgeführt werden. Solange wir über Herkommen, Funktion und Schicksale des Cholesterins so wenig wissen, ist eine größere Zurückhaltung geboten. In keinem Falle ist es möglich, auf der einen Phase des Cholesterinschicksals, auf der — noch dazu vielfach mit anfechtbaren Methoden gemessenen — Cholesterinämie eine Physiologie und Pathologie des Cholesterinstoffwechsels aufzubauen oder gar, wie Aschoff nnd Bacmeister[11]) es versuchen, den Begriff einer „Cholesterindiathese" einzuführen.

3. Der Cholesteringehalt der Galle. Der Überblick über die wichtigsten Ergebnisse der Cholesterinforschung war notwendig, weil für das Problem der Steinbildung die Frage von größter Bedeutung ist, ob das Cholesterin in die Galle ausgeschieden wird, und ob also die Cholesterinsteinbildung ein Teil der „Cholesterindiathese" ist.

Nach Naunyn ist der Gehalt der Galle an Cholesterin vom allgemeinen Stoffwechsel und von der Nahrung unabhängig. Das Cholesterin stammt von der Schleimhaut der Gallenwege. Naunyns Ausspruch gründet sich auf die unter seiner Leitung von Jankau[97]) ausgeführten Untersuchungen. Jankau hat Hunden und Kaninchen mit Gallenblasenfistel per os und subcutan Cholesterin in Mengen von 0,5 bis 5,50 g beigebracht und keine vermehrte Cholesterinausscheidung in die Galle feststellen können. Und zwar war weder die absolute Menge noch die auf den Trockenrückstand berechnete prozentuale Menge an Cholesterin gesteigert. Ob die Meinung Naunyns, daß die letztere Berechnung maßgebend ist, zutrifft, werden wir später sehen. In Übereinstimmung mit den Versuchen von Jankau haben Weltmann und Biach[217]) bei ihren cholesterinüberladenen Kaninchen keine Vermehrung des Cholesteringehalts der Galle gefunden, und noch nie ist über die Bildung eines Cholesterinsteins bei derartigen Versuchen berichtet worden. Da bei Hunden eine solche Cholesterinanhäufung nicht eintritt, so wird angenommen, daß die Hunde das Cholesterin in die Galle ausscheiden (Bacmeister[16]), während bei Kaninchen diese Ausscheidung behindert sein soll. Weder wird für die Gründe dieser Behinderung eine Erklärung gegeben, noch wird für die Sekretion beim Hund ein experimenteller Beweis geführt. Die Versuche von Jankau sind bisher noch nicht widerlegt worden. Bevor das nicht geschehen ist, gelten sie mehr als die genannten Hypothesen, die einer „Cholesterindiathese" zur Stütze dienen sollen.

Nach den Untersuchungen von Thomas[207]) am Hund ist der Cholesteringehalt der Galle von der Nahrung unabhängig. Goodman[68]) hat gefunden, daß Blutkörperchenbrei und eiweißreiche Nahrung eine vermehrte Cholesterinausscheidung bedingen. Da auch cholesterinfreies Eiweiß (koaguliertes Pferdeserum und Eiereiweiß) einen Ausschlag geben, so handelt es sich hier nicht um einen Übergang von Cholesterin aus dem Blut in die Galle, sondern um eine Änderung in der Gallenbildung. Wenn man indes die in Form einer Tabelle gegebenen Resultate von Goodman in die übersichtlichere Fassung einer Kurve bringt, in der die Gallenmenge und die Gesamtcholesterinausscheidung verzeichnet sind, so sieht man, daß der Einfluß der Eiweißnahrung durchaus nicht so deutlich ist, und daß auch bei der Grundkost (am 2. und 11.) sehr hohe Cholesterinausscheidungen stattfinden (58 bzw. 67 mg), während auch bei reichlicher Fleischzufuhr (am 22. und 13.) die Cholesterinwerte mit 44 und 38 mg relativ niedrige bleiben. Goodman selbst weist darauf hin — und das wird an einigen Stellen der Kurve deutlich —, daß einer Vermehrung der Gallenmenge eine Steigerung der Gallenkonzentration, auch der Konzentration von Cholesterin, entspricht. Man kann daraus schließen, daß bei der Sekretion der Galle aus dem Zell-

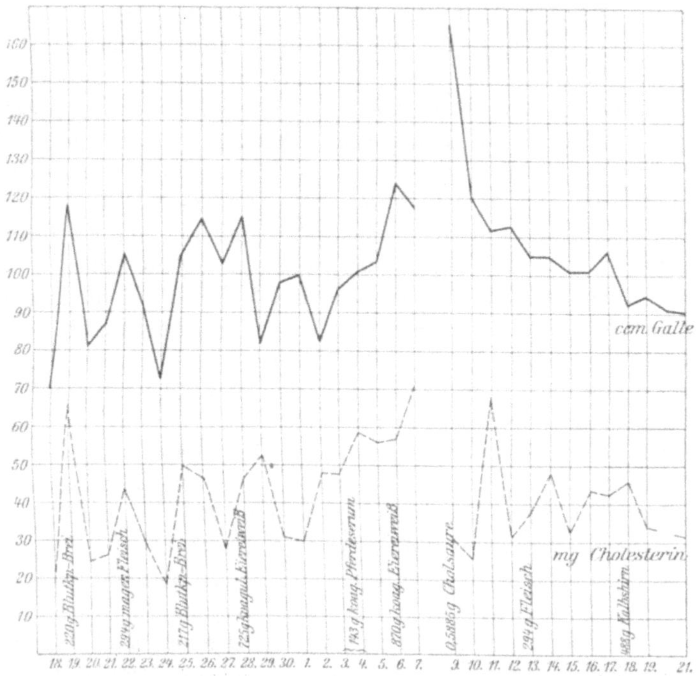

Abb. 18. Versuch von Goodman. Cholesterinausscheidung unter dem Einfluß der Nahrung.

inhalt stammendes Cholesterin mit übergeht, so wie auch bei der Harnbildung Zellbestandteile (Harnkolloide, ätherlösliches Kolloid im alkalisch sezernierten Harn) mitgenommen werden. Es ist, wie ich glaube, erlaubt, bei diesen Vorgängen von einem allgemein gültigen Prinzip zu sprechen, das darin besteht, daß bei jeder Sekretion eine neue Phase sich bildet, an deren Grenzfläche oberflächenaktive Stoffe adsorbiert werden. Daß das Cholesterin oberflächenaktiv ist, werden wir später sehen.

Der Versuch von Goodman stellt keinen strengen Beweis dar, daß die Cholesterinausscheidung in der Galle von dem Eiweißgehalt der Nahrung abhängt. Goodman zeigt aber, daß die Cholesterinmenge der Gallenmenge annähernd parallel geht. Für die Löslichkeit und für die Niederschlags- und Steinbildung ist aber die absolute Menge von geringerer Bedeutung als die Konzentration des Cholesterins, die auch bei eiweißreicher Nahrung nach Goodmans Versuchen in der Galle eine weit niedrigere bleibt, als sie nach den zahlreichen in der Literatur niedergelegten Analysen im menschlichen Blutserum ist.

Kusumoto[116]) hat festgestellt, daß bei Hunden nach Vergiftung mit Toluylendiamin der Cholesteringehalt der Galle steigt. Dieser Versuch ist vieler naheliegender Deutungen fähig. Ein Übergang des aus den roten Blutkörperchen freiwerdenden Cholesterins ist damit jedenfalls nicht bewiesen.

Über die Abhängigkeit der Cholesterinausscheidung in der Galle von der Art der Nahrung hat Bacmeister Untersuchungen an vier Patienten mit Gallenfisteln bzw. Hepaticusdrainagen angestellt. Die Untersuchungen an den Patienten 1, 2, 4 lassen, wie Bacmeister[15]) selbst sagt, diese Abhängigkeit nicht erkennen. Auch bezüglich des Falles 3 äußert sich Bacmeister zurückhaltend. Er sagt (S. 228): „Entsprechend den Versuchen Goodmans am Tier scheint nach dem 3. Falle auch beim Menschen die Cholesterinausscheidung bei verstärkter Eiweißzufuhr zu steigen, bei Kohlehydratnahrung zu fallen.“ Diesem Schluß kann auch in dieser bescheidenen Fassung nicht zugestimmt werden. Erstens ist die Cholesterinausscheidung überhaupt eine sehr unregelmäßige, und wie Bacmeister selbst sagt, kommen in diesem Falle auch Steigerungen vor, die durch den Eiweißgehalt der Nahrung, über den gar nichts ausgesagt wird, nicht erklärt werden. Ganz besonders aber ist der Einwand zu erheben, daß die aus dem Drain gelieferten Gallenmengen nur 100—300 ccm betragen, also sicher nicht die ganze Tagesmenge, sondern nur einen ganz beliebigen Teil derselben darstellten. (Nach Brand beträgt die tägliche Gallenausscheidung aus einer kompletten Fistel 500—1100 g.) Um so befremdlicher ist es, daß Bacmeister in seinen späteren Publikationen die vorsichtige Fassung seiner Schlußfolgerung aufgibt und (Deutsche med. Wochenschr. 1914) sagt: „Bacmeister fand, daß der Cholesteringehalt bei eiweißreicher Kost in der menschlichen Galle anstieg, bei Kohlehydratzufuhr fiel.“

Demgegenüber ist zu bemerken, daß diese Untersuchungen Bacmeisters über die Abhängigkeit des Cholesteringehalts der Galle von der Nahrung gar nichts ergeben haben und auch nicht ergeben konnten, da nicht die ganze Gallenmenge bekannt war. Der Beweis für den bisher nicht sichergestellten Zusammenhang kann nur an einem Menschen mit kompletter Gallenblasenfistel geführt werden.

Der Gehalt der Galle an Cholesterin bei verschiedenen Krankheiten ist bisher nur sehr spärlich untersucht worden. Kausch[99]) hat in Leichengallen keine Besonderheiten konstatieren können. Bacmeister[15]) hat einen Diabetiker mit Hepatikusdrainage (Fall 4) untersucht. Er meint, daß in diesem Falle größere Mengen Cholesterin ausgeschieden werden als in seinen anderen Fällen. Die Zahlen sind folgende:

Gallenmenge	Cholesterin in mg
405	120
290	170
430	210
56	53

An den ersten 3 Tagen ist die zur Untersuchung gekommene Gallenmenge größer wie in dem oben erwähnten Fall 3. Daher wird auch etwas mehr Cholesterin gefunden (im Durchschnitt 166 mg). Am 4. Tage ist sehr viel Galle verloren gegangen. Bacmeister berechnet den Verlust nach der durchschnittlichen Tagesmenge der Galle, was er in den anderen Fällen, wo sicher auch Galle vorbeigeflossen ist, nicht tut, und erhält so bei dem Diabetiker eine Durchschnittsausscheidung von Cholesterin in Höhe von 210 mg gegenüber 166 und 75 mg in den anderen Fällen. In dieser Weise kommt Bacmeister zu dem Schluß, „daß in einem Falle von Diabetes eine erhebliche Vermehrung des Cholesterins in der Galle nachgewiesen war", was dann in Kombination mit der bei anderen acidotischen Diabetikern festgestellten Hypercholesterinämie einen neuen Beweis für den Übergang des Cholesterins vom Blut in die Galle darstellen soll.

Endlich ist noch über den Cholesteringehalt der Galle in der Gravidität zu berichten. Unter Leitung von Aschoff hat Peirce[164]) den Cholesteringehalt von Leichengalle bestimmt und Konzentrationen von 0,009 bis 1,204 Proz., im Durchschnitt 0,271 Proz. gefunden (Methode Windaus). In einem Falle von puerperaler Eklampsie fand er den sehr nahe am Durchschnitt liegenden Wert von 0,297 Proz., der nach Peirce eine starke Vermehrung darstellt und als solche und als Beweis für die Cholesterindiathese in der Gravidität in der Literatur weitergegeben wird (Klinkert, Bacmeister[13, 15]). Auch Mc Nee[152]) hat im Institute Aschoffs derartige Untersuchungen an Leichengallen vorgenommen, auch bei Graviden (Zahlen S. 87). Es braucht kaum erwähnt zu werden, daß solche Untersuchungen an Leichengallen völlig wertlos sind, und daß es in der Pathologie des Stoffwechsels ein Novum ist, aus einem so zufälligen Untersuchungsmaterial, wie es Blasengalle aus der Leiche ist, einen Schluß auf Stoffwechselvorgänge zu ziehen. Nach v. Czyhlarz, Fuchs und Fürth[44]) schwankt der Cholesteringehalt der normalen Blasengalle des Menschen zwischen 0,25 und 0,66 Proz. „Die Relation der wichtigsten Gallenbestandteile ist eine sehr variable. Sie kann sich gänzlich unabhängig vom Eindickungsgrade innerhalb sehr weiter Grenzen verschieben." (v. Cz., F. u. F.)

Bacmeister und Havers[16]) haben die Cholesterinausscheidung in der Galle bei einem Hund mit Gallenblasenfistel während und nach der Gravidität untersucht. Da keine totale Gallenableitung vorgenommen wurde, so sagt der Versuch über die Größe der Cholesterinausscheidung nichts aus. Auf der beigegebenen Kurve ist, wie ich einer brieflichen Mitteilung von Herrn Bacmeister entnehme, die prozentuale Cholesterinausscheidung verzeichnet. Mit dieser Feststellung wird es überflüssig, auf die hypothetischen Ausführungen einzugehen, die Bacmeister und

Havers an ihre Beobachtung knüpfen. In ihrem Versuch ist im Gegensatz zu den Untersuchungen an der Leichengalle von Peirce und Mc Nee der Prozentgehalt an Cholesterin in der letzten Zeit der Gravidität am niedrigsten. Nach dem Wurf findet ein plötzlicher Anstieg (Prozentgehalt!) statt, der im Verlaufe von 10 Tagen wieder absinkt. Da aber die Frauen, deren Gallen post mortem zur Untersuchung kamen, bereits entbunden waren, so findet Bacmeister in diesen Resultaten „eine schöne Übereinstimmung, die eine weitere Parallele zwischen Mensch und Tier erlaubt". Bezüglich der Cholesterinausscheidung in der Galle besteht zwischen Mensch und Hund der wesentliche Unterschied, daß der Mensch in der Galle vorwiegend freies Cholesterin, der Hund Cholesterinester hat. Ob beim Hunde in der Gravidität überhaupt eine Hypercholesterinämie besteht, wissen wir nicht. Auch Bacmeister und Havers machen keine derartigen Angaben über den von ihnen untersuchten Hund.

Fassen wir zusammen, so folgt: Für die Abhängigkeit der Cholesterinausscheidung in der Galle vom zugeführten Cholesterin, von einer Hypercholesterinämie, von der Gravidität ist bisher der Beweis nicht erbracht. Auch der Einfluß eiweißreicher Kost ist nicht zweifelsfrei bewiesen. Es gibt wohl Unregelmäßigkeiten und auch Gesetzmäßigkeiten im Cholesteringehalt des Blutes, es gibt sicher durch lokale Ursachen bedingte Cholesterinanhäufungen im Körper. Es gibt aber keine Cholesterindiathese (Aschoff[9, 10]), die sich auf den gesamten Cholesterinstoffwechsel und insbesondere auf die Cholesterinausscheidung in die Galle erstreckt.

Die Untersuchungen der Schule von Chauffard-Grigaut haben zu dem Ergebnis geführt, daß der Cholesteringehalt der Galle unabhängig ist von dem Cholesteringehalt des Blutes. Und auch die kritische Sichtung der deutschen Literatur führt zu der Auffassung des Altmeisters Naunyn zurück.

Der Hund von Thomas hatte eine sehr erhebliche Steigerung der Cholesterinausscheidung, als er an einem starken Katarrh der Gallenwege litt. Wakemann[214]) fand einen Anstieg des Cholesterins in der Galle nach Injektion von Sublimat, Phenol und Ricin in die Gallenblase. Die Wirkung des Sublimats bestätigt Herter[82]). Naunyn macht darauf aufmerksam, daß die Sekrete kranker Schleimhäute regelmäßig Cholesterin enthalten. Er fand im Sputum bei katarrhalischer Bronchitis 2,2, bei putrider Bronchitis 2,0 g Cholesterin auf 100 g Trockensubstanz. Naunyn hält es für möglich, daß die Galle ein starkes Protoplasmagift darstellt und viele Epithelzellen zum Zerfall bringt. Wahrscheinlicher ist, daß bei der Bereitung und bei der Sekretion der Galle Cholesterin der Zelle mitwirkt oder mitgeht. Die Menge Cholesterin kann sehr wohl individuellen Schwankungen unterliegen, und es ist auch sehr wohl denkbar, daß unter Einwirkung von Giften oder unter krankhaften Verhältnissen oder bei der Bildung einer farbstoffreichen Galle mehr Cholesterin abgegeben wird, so wie ja auch die Menge der Harnkolloide unter pathologischen Verhältnissen stark steigen kann. Es wird also natürlich nicht bestritten, daß es cholesterinreiche Gallen gibt. Nur bleibt auch unter diesen bisher nicht genügend bekannten Verhältnissen der Ursprung des Cholesterins durchaus ein lokaler. Wenn es nun eine Cholesterinresorption im Darm gibt, so wird wahrscheinlich am leichtesten das in der Galle fein verteilte Cholesterin aufgenommen werden, so wie es nach den Untersuchungen von H. Fischer und Meyer[58]), Fromholdt und Nersesoff[64]) auch bei dem Bilirubin der Fall ist. Und dann ist die Möglichkeit zu beachten, daß eine Hypercholesterinämie durch eine solche Resorption entstehen könnte, daß also Cholesterin im Blute und Cholesterin in der Galle auch in dem umgekehrten kausalen Verhältnis stehen könnten, als es gewöhnlich angenommen wird.

Virchow[212]) hat gezeigt, daß in der Gallenblase Fett resorbiert wird; Aschoff[2, 8, 11]) findet auch Resorption von Fettsäurecholesterin, estern und erwägt die Möglichkeit, daß die Epithelzellen der Gallenblase diese Ester spalten und das Cholesterin an die Galle zurückgeben-kommt aber zu dem Schluß, daß dafür kein Beweis erbracht werden kann. Naunyn hat die Meinung vertreten, daß besonders auch die Epithelzellen der Gallenblase bei ihrem Zerfall Cholesterin liefern. Er hat verfettete Epithelzellen beschrieben und beobachtet, daß in einzelnen Fällen die Zellen mit doppeltkonturierten Myelintropfen fast ganz erfüllt waren. Er hat die Myelinformationen an den Zellen frei und in der Galle gefunden; er hat beobachtet, daß die Myeline Klumpen bilden, die im Zentrum krystallinisch werden und kleine Konkremente darstellen, von denen bereits Schliffe angefertigt werden konnten. Aschoff und Bacmeister[11]) haben im Gegensatz zu Naunyn in normalen Gallenblasen niemals Myelinbildung beobachtet und meinen, daß die in den Epithelzellen auftretenden lipoiden Substanzen, die gelegentlich aber nur selten durch Wasserzusatz zu Myelinfiguren aufquellen können, der Galle entstammen, aus dieser in die Epithelien übergetreten sind.

Daß diese Auffassung von Aschoff und Bacmeister, gegen die sich auch Chauffard, Laroche und Grigaut[39]) wenden, nicht richtig ist, lehrt folgende Beobachtung, die ich meinem Kollegen Döring verdanke.

Eine 44jährige Frau hat seit längerer Zeit wiederholt Schmerzanfälle in der Gallenblasengegend gehabt. Ein Anfall ging mit leichtem Ikterus und Fieber einher. Seit 10 Tagen bestehen heftige Kolikschmerzen ohne Ikterus und ohne Fieber. Die Gallenblase ist vergrößert und deutlich zu fühlen. Die Gallenblase wurde durch Operation entfernt. Sie enthielt einige kleine Bilirubinkalksteine.

Die tiefrote Schleimhaut der Gallenblase war von einem feinen, goldgelben Geäder durchsetzt, das der Höhe der Zotten entsprach. Die histologische Untersuchung (Dr. Auffermann) ergab, daß unter dem Epithel große Massen lagen, die sich mit Sudan III rotgelb, mit Nilblau violett, mit Neutralrot gar nicht färbten. Die Substanz war doppeltbrechend, und das ungleichmäßige Auslöschen des polarisierten Lichtes zeigte, daß die Masse (nach Formolbehandlung) mikrokrystallinisch war.

Die Doppelbrechung verschwand beim Erwärmen und kam beim Erkalten wieder. An einigen Stellen war die Masse durch die Schleimhaut durchgebrochen. An ihrer Oberfläche hingen kleine Konkremente, von denen das größte bereits makroskopisch ein deutlich radiäres Gefüge zeigt (s. Abb. 11 auf Tafel VI). Eine Beziehung der unter dem Epithel liegenden Massen zu Lymphräumen war nicht erkennbar. An einigen Stellen war eine geringe Rundzelleninfiltration vorhanden.

Nach diesem Bilde kann gar kein Zweifel bestehen, daß die Cholesterin führenden Massen aus der Gallenblasenwand auf die Schleimhautoberfläche, also in die Galle dringen. Das Cholesterin stammt nicht aus Epithelzellen. Seine Herkunft ist unklar. Aus dieser einen Beobachtung ist auch nicht ersichtlich, ob es sich um einen normalen oder um einen pathologischen Vorgang handelt.

Diese Veränderung der Gallenblasenschleimhaut ist nach einer persönlichen Mitteilung des Herrn Auffermann nicht ganz selten. Bis auf eine kurze Mitteilung von Laroche und Flandin[118]), die etwas Ähnliches beobachtet zu haben scheinen, war aber in der Literatur nichts zu finden. In diesem eben beschriebenen Falle hatten sich also aus Cholesterin, das die Gallenblasenwand geliefert hatte, kleine angewachsene Konkremente gebildet, wie sie auch Naunyn erwähnt. Naunyn hat beobachtet, „daß ein weiteres Wachstum des Steines durch Anlagerung von Cholesterin auch da noch stattfinden kann, wo der Stein in einer Gallenblase mit verschlossenem Ductus cysticus oder in einem Divertikel derselben von der Schleimhaut umklaftert dauernd festliegt, und wenn auch jedes Hinzutreten von Galle längst unmöglich gemacht ist, — denn Cholesterin liefert die Schleimhaut selbst. Ich entnahm öfters von solchem Standorte Steine, die auf ihrer Oberfläche eine breiige Lage von Cholesterin in Myelinform oder in kleinen Krystallen ohne jede Beimengung von Bilirubin zeigten."

Diese Tatsachen dürfen nicht übergangen werden. Sie lehren, wie die obige Beobachtung, daß die Gallenblasenwand Cholesterin liefert, das unter den eben beschriebenen Verhältnissen sicherlich nicht, wie Aschoff meint, als Ester aus der Galle resorbiert und im Epithel der Gallenblase in Freiheit gesetzt worden ist.

Die Galle bekommt also ihr Cholesterin aus zwei Quellen, einmal aus den Leberzellen, aus denen es zusammen mit den Gallentröpfchen abgegeben wird, und zweitens aus der Gallenblasen- (und Gallengangs?) wandung. Da die Löslichkeit des Cholesterins, wie wir gesehen haben, durch andere Stoffe kolloidalen Charakters vermittelt wird, so ist es durchaus möglich, daß die Beständigkeitsverhältnisse der Cholesterinlösung je nach der Quelle des Cholesterins eine verschiedene ist. Es ist anzunehmen, daß das „Lebercholesterin", das in feinster Aufteilung und in innigster Vermischung mit den anderen Gallenbestandteilen auftritt, eine andere Stabilität hat als das „Wandcholesterin". Die adhärenten sphärischen Gebilde, die oben beschrieben sind, lassen mit Sicherheit annehmen, daß diese Konkremente nicht eben leicht von der Galle gelöst werden können.

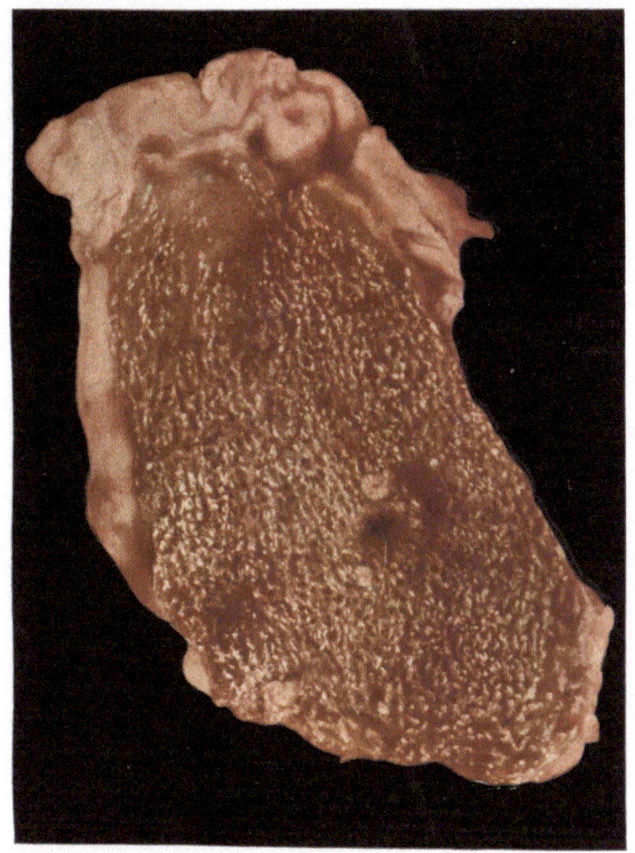

Abb. 11. Gallenblase mit cholesterinhaltigen Massen und anhängenden kleinen Cholesterinkonkrementen.

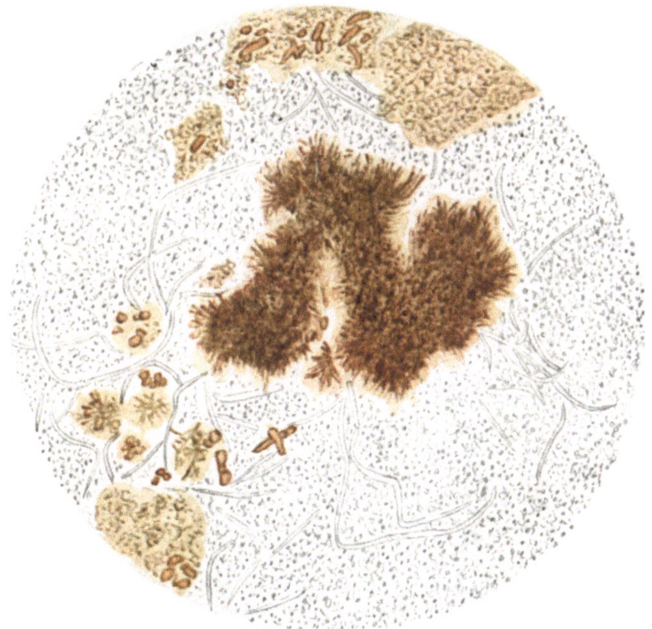

Abb. 15. Mikroskopisches Bild der in den Schleim eingelagerten Bilirubinkalkherde.

Verlag von Julius Springer in Berlin.

4. Niederschlagsbildung in der Galle. Wenn man das reiche Material an Gallen, über das die Chirurgen verfügen, durchmustert, so findet man, daß Sedimente in der Galle mindestens so häufig sind wie im Harn. Auch in der Galle tritt eine Nubeculabildung ein, die entsprechend dem größeren Kolloidreichtum der Galle viel massiger ist und oft als eine dichte Wolke sich zu Boden senkt.

Naunyn hat die Gallensedimente untersucht. Er sagt: „Es sind das flockige, krümelige, bräunliche Massen, die unter dem Mikroskop aus bräunlichen Körnern und gelben, grützigen Massen bestehen. In ihnen finden sich häufig reichlich Fettkörnchen und auch Cholesterinkrystalle, in einzelnen Täfelchen oder Drusen zusammenliegend.“

In der Folge hat man den Sedimenten keine große Beachtung mehr geschenkt. Und doch ist die mikroskopische Untersuchung der Galle für die Erkenntnis des Wesens der Gallensteinbildung fruchtbar und durch die Schönheit und Mannigfaltigkeit der Formen genußreich. Die wesentlichsten Befunde sind folgende:

1. Cholesterin in Rosetten von feinen, doppeltbrechenden Nadeln (Abb. 13 auf Tafel VIII), in den bekannten tafelförmigen Krystallen, in doppeltbrechenden Tropfen von sehr verschiedener Größe. Das Zentrum dieser Tropfen ist mitunter strahlig krystallisiert.

2. Bilirubinkalk in amorphen Massen, in nadelförmigen, in Büscheln liegenden Krystallen.

3. Kohlensaurer Kalk in großen, häufig schlecht ausgebildeten Krystallen von der Form, wie sie im Kot zu finden sind.

4. Amorphe, fadige und körnige Massen (gefälltes Kolloid), große und kleine Schleimflocken, Haufen agglutinierter Bakterien.

Es ist sehr bemerkenswert, daß wir gelegentlich alle diese ihrer Natur nach so verschiedenen Gebilde in derselben Galle getroffen haben. Es kommen also in der Galle, was im Harn nicht geschieht, gleichzeitig alle Sedimente vor, die möglich sind.

Wie entstehen diese Sedimente?

Daß nicht eine einfache Übersättigung zur Niederschlagsbildung führt, lehren die Eintrocknungsversuche, die ja, da die Gallenkolloide reversibler Natur sind, an dem Verhältnis Kolloidmenge und Lösungszustand zur Konzentration der Steinbildner nichts ändern. Die Schutzkolloide der Galle können prinzipiell durch drei Vorgänge unwirksam werden, durch Resorption der die Lösung vermittelnden Stoffe, durch Zersetzung dieser Stoffe und durch ihre Ausfällung.

Daß das Epithel der Gallenblase, das nach Virchow[212]) dem Darmepithel sehr ähnlich ist, resorbiert, ist ohne jeden Zweifel. Daß auch Galle von dem Epithel aufgenommen werden kann, scheint der Gallenblaseninhalt zu lehren, den man bei Verschluß des Ductus cysticus trifft. In der hydropischen mucinhaltigen Flüssigkeit ist meistens nichts von den spezifischen Gallenbestandteilen mehr zu finden (Kleefeld[103]). Daß aber in der Gallenblase eine Resorption vorkommt, die nur die Lösungsvermittler des Cholesterins betrifft, dieses selbst aber ausschließt, ist nicht bewiesen.

Gérard[67]) hat sterilisierte Lösungen von Cholesterin in gallensauren Alkalien mit Koli- und Typhusbakterien geimpft und nach 2 bis 3 Tagen ein Ausfallen von Cholesterin beobachtet. Die Beobachtung ist, wie die Nachprüfungen von Lichtwitz[120, 121]) und Exner und Heyrovsky[55]) ergeben haben, richtig. Exner und Heyrovsky finden, daß in solchen Lösungen und in Galle durch Bakterien die gallensauren Alkalien zersetzt werden, und sehen in dieser Zersetzung die Ursache des Ausfallens des Cholesterins. J. P. Cramer[42]) hat Mischungen von menschlicher Galle und gewöhnlicher Peptonbouillon mit Bact. coli, Bact. typhi und Staphylococcus pyogenes aureus geimpft. Während der letztgenannte keine Wirkung hervorbrachte, bewirkten Coli- und Typhusbacillen nach einigen Tagen einen wolkigen Niederschlag, der sich zu Boden senkte und nach etwa 4 Wochen eine halbfeste Masse bildete. Aus dieser entstand nach 6 Monaten „eine Art weicher Gallensteine“, der amorphes Calciumphosphat, Magnesiumphosphat, Calciumcarbonat, Gallenfarbstoff und einige Cholesterinkrystalle enthielt. Wurde der ursprünglichen Lösung Cholesterin zugesetzt, so war auch die Menge der Cholesterin-Krystalle in den Niederschlägen eine reichlichere. Bacmeister[17]) hat diese Untersuchungen nachgeprüft, aber sein Augenmerk ausschließlich auf das Ausfallen von Cholesterin beschränkt. Bacmeister erhielt in filtrierten Gallenbouillonmischungen (Tabelle) folgende Resultate:

Geimpft mit	Zahl der Versuche	Cholesterin ausgefallen	
		in Versuchen	in Proz.
B. Coli	7	5	71,5
B. Typhi	10	3	30,0
Staph. alb	2	0	0,0
Staph. aur.	7	0	0,0
Proteus	3	2	66,6
Pyocyaneus	4	2	50,0

Bacmeister schließt aus seinen Versuchen, daß der Ausfall des Cholesterins auf Grund innerer chemischer Umsetzungen der Galle beruhe. Der Beweis für diese Umsetzungen wird von Bacmeister nicht versucht. Da nach Exner und Heyrovsky Typhusbacillen die gallensauren Alkalien bei weitem am stärksten zersetzen, so stimmen die Resultate Bacmeisters, der nur in 30 Proz. der Typhusröhrchen einen Cholesterinausfall fand, schlecht zu der Annahme, daß eine Zersetzung dieser Salze (allein) das Cholesterinsediment bedingt. Intra vitam ist ja eine so weitgehende Veränderung, wie sie Exner und Heyrovsky in ihren Lösungen finden, weder beobachtet worden, noch wahrscheinlich, und für das von Cramer festgestellte Ausfallen der Erdphosphate, die wir auch in Fistelgallen finden, wird eine ausreichende Erklärung nicht gegeben.

Steinmann[204]) hat beobachtet, daß Hühnereiweiß infolge seines Gehaltes an kohlensauren Salzen aus Lösungen von Kalksalzen Kalkcarbonat fällt. Naunyn hat gefunden, daß Hühnereiweiß aus Galle und aus Lösungen von Bilirubinkalk in gallensauren Alkalien den Bilirubinkalk niederschlägt. Lichtwitz[120]) hat diese Beobachtungen erweitert und festgestellt, daß Hühnereiweißlösungen das Cholesterin aus wässerigen methylalkoholischen Suspensionen, aus Seifenlösungen und aus Lecithinaufquellungen nach Overton[160]) und Bilirubin aus Seifenlösungen ausfällt. Es konnte nicht zweifelhaft sein, daß es sich hier um Erscheinungen aus dem Gebiete der Capillarchemie handelt, daß die hochmolekularen, vielleicht kolloidalen Stoffe mit dem kolloidalen Eiweiß eine Fällungsreaktion eingingen (s. Einleitung). Solche Reaktionen gehen besonders dann leicht vor sich, wenn die Körper eine entgegengesetzt elektrische Ladung haben (s. auch Galecki und Kastorski[66]). Die Kolloide der Galle haben, wie aus ihrem Verhalten gegen Kationen geschlossen wurde und wie auch Iscovesco (zit. nach Höber[84]) für das Cholesterin durch Überführungsversuche nachwies, eine negative Ladung. Pauli[161]) (vgl. auch O. Höber) hat gezeigt, daß die Erdalkalisalze die undialysierten natürlichen Eiweißlösungen kathodisch machen, indem die Salze durch Reaktion mit dem Phosphat und Bicarbonat der Eiweißlösungen das Auftreten von Wasserstoffionen bedingen. Da die Galle Calciumionen enthält, so ist bei Zufügung von Serum oder Hühnereiweiß die Bedingung zur kathodischen Ladung des Eiweißes erfüllt. Die Untersuchungen von Lichtwitz ergeben als Resultat: Die Reaktionen zwischen den entgegengesetzt geladenen Kolloiden bedingen das Ausfallen von Cholesterin, Bilirubin nnd Eiweiß (Eiweißflocke Naunyns). Die Reaktionen zwischen den Calciumionen der Galle und Phosphaten und Bicarbonaten der natürlichen Eiweißlösung führen einerseits zur positiven Ladung des Eiweißes, andererseits zum Ausfallen des phosphorsauren und kohlensauren Kalks, so daß durch diese notwendig miteinander verbundenen chemischen und physikalisch-chemischen Vorgänge das Auftreten sämtlicher Bestandteile der Gallenniederschläge eine einheitliche Erklärung findet.

Diese Schlußfolgerung gilt streng nur für die untersuchten Lösungen, was in dieser Mitteilung, in der die Sediment- und Konkrementbildung zum ersten Male auf eine kolloid-chemische Basis gestellt wurde, leider nicht scharf genug betont ist. Wenn es, wie wir sehen werden, auch noch andere Wege gibt, die zur Niederschlagsbildung führen, so bleibt beachtenswert, daß, wie aus der Beobachtung Cramers und aus unseren eigenen Beobachtungen hervorgeht, die genannten Sedimente gleichzeitig in der Galle vorkommen, wie sie auch in dem flüssigem, geléeartigen Inhalt der gewöhnlichen Gallensteine zu finden sind.

Da nun Bakteriensuspensionen ein kolloidaler Charakter zukommt (Bechhold[22]), W. Biltz[25]), Biltz und Kröhnke[26]), so ist die Möglichkeit gegeben, daß in den obengenannten Kulturversuchen Adsorptionsvorgänge zu dem Ausfallen von Cholesterin führten.

Porges und Neubauer[190]) sind bezüglich der Fällung des Cholesterins aus seinen Lösungen durch Eiweiß zu ganz ähnlichen Anschauungen gekommen, wie Lichtwitz, dessen Versuche von Bacmeister[18]) abgelehnt werden. Die Experimente Bacmeisters sind aber, wie an anderer Stelle ausführlich dargelegt ist, zu einer Beurteilung kolloidchemischer Fragen ganz ungeeignet. Sehr wichtig ist jedoch die Beobachtung Bacmeisters[17]), daß in steriler, unfiltrierter Galle, und in Galle, der abgeschabte Gallenblasenepithelien zugesetzt sind, nach fraktionierter Sterilisierung das Cholesterin viel reichlicher und in einer größeren Zahl der Fälle auskristallisiert als in den Kulturversuchen. Aus dieser interessanten Beobachtung zieht Bacmeister den Schluß, daß diese Epithelien auf vermutlich fermentativem Wege in derselben Weise eine Gallenzersetzung bewirken wie die lebenden Bakterien. Er berücksichtigt nicht, daß die Epithelzellen tot sind, daß sie hohen Temperaturen ausgesetzt waren, und versucht weder die hypothetischen Fermente, noch die hypothetischen Zersetzungsprodukte zu finden. Wenn wir von dieser mißglückten Deutung absehen, so geht aus den Versuchen und den Abbildungen Bacmeisters hervor, daß die toten und vermutlich geronnenen Epithelzellen der Gallenblase aus der Galle Cholesterin adsorbieren, das sich in den Haufen von noch zusammenhängenden Zellen das Cholesterin in krystallinischer Form ablagert. Dieser Befund ist nicht neu. Naunyn hat die bereits erwähnten sedimentartigen Massen chemisch untersucht. Er sagt: „Die chemische Analyse dieser Massen ergibt Fett, Cholesterin, Bilirubinkalk, gallensaure Alkalien und eiweißartige Substanzen, Schleim usw. Ihre quantitative Zusammensetzung ist eine wechselnde. Sie enthalten stets viel und immer sehr viel mehr Cholesterin (auf Trockenbestandteile berechnet) als die Galle. In zwei Analysen von Professor Minkowski betrug der Cholesteringehalt fast 25 Proz. der Trockensubstanz. Noch bedeutender als der Cholesteringehalt dieser Massen ist ihr Gehalt an Bilirubinkalk usw.“

Es handelt sich hier um das Ausfallen von unlöslichen Stoffen in einer Zone gefällten Kolloids aus einer kolloidgeschützten Lösung oder um eine Adsorption.

Für den Bilirubinkalk kommt der erste Modus im wesentlichen allein in Betracht, wie folgende Beobachtungen lehren.

Der Pat. Schr. war bei einer schwierigen Gallenblasenoperation der Ductus choledochus durchschnitten worden, so daß sie eine komplette Gallenfistel davongetragen hat. Aus der Fistel entleert sich bräunliche Galle, die gelegentlich kleine Eiterflocken enthält. Von Zeit zu Zeit kommt es zu einem cholangitischen Anfall. Der Gallenfluß versiegt, es tritt heftiger Schmerz, hohes Fieber und Ikterus ein. Nach 2 bis 3 Tagen ist der Anfall vorüber. Es entleert sich dann eine grünliche Galle, die wir wiederholt zur Untersuchung bekamen. Die Galle bot bei allen Beobachtungen den gleichen Befund.

Die Galle war grün und nur wenig getrübt. Sie enthielt ein gewaltiges Schleimgerinnsel, in dem sich massenhafte braune Einlagerungen befanden, die an manchen Stellen konfluieren (s. Abb. 14 auf Tafel VII und 15 auf Tafel VIII). Die Einlagerungen bestehen aus Bilirubinkalk. Freier Bilirubinkalk und Cholesterin sind in der Galle nicht vorhanden. Es handelt sich also hier um Ablagerungen im Bereich des gefällten Kolloids, wie wir sie im Harn mehrfach beschrieben haben.

In der Fistelgalle eines anderen Patienten wurden massenhafte Haufen von Kolibakterien (kultureller Nachweis) gefunden, neben einem körnigen und fadigen, durchscheinenden Sediment, das aus geronnenem Eiweiß, vielleicht Fibrin, bestand.

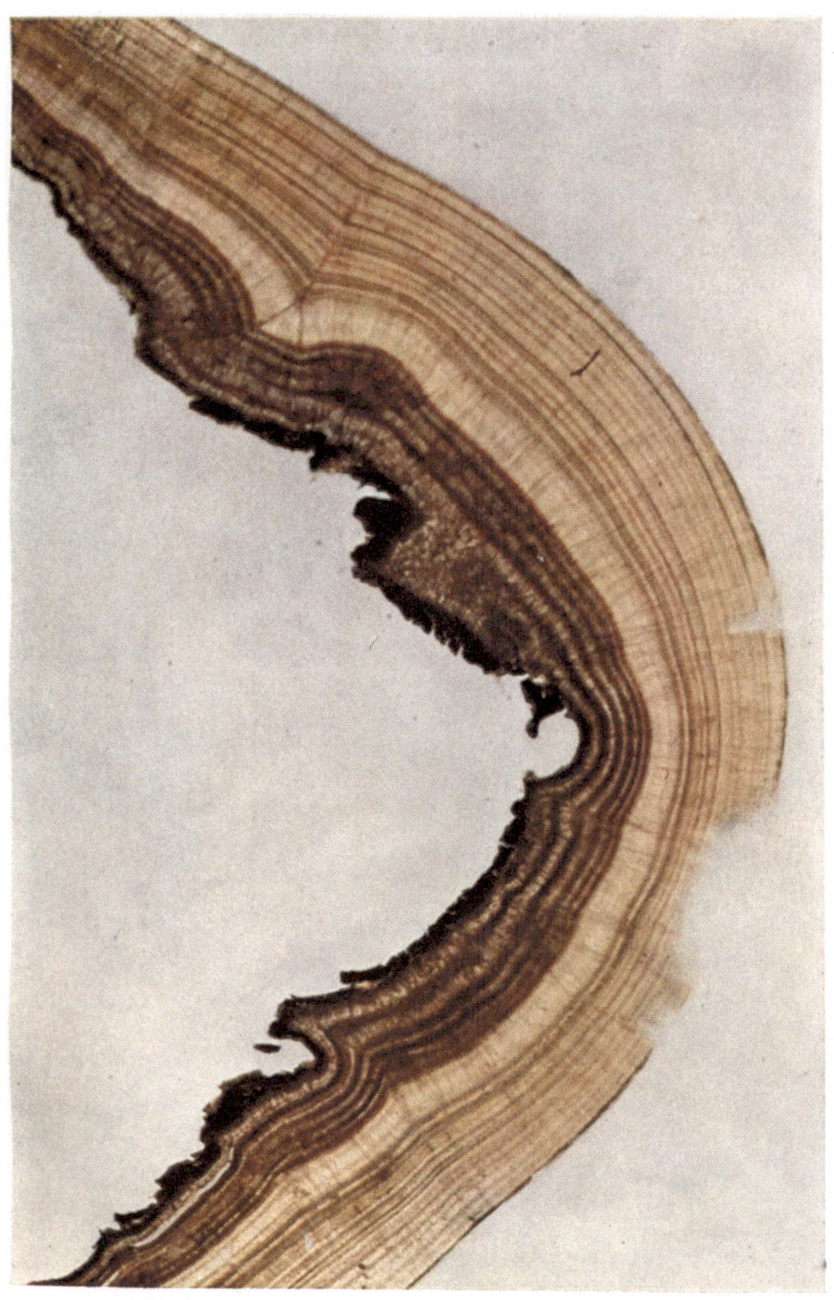

Abb. 14. Schalenstein aus oxalsaurem Kalk.

Verlag von Julius Springer in Berlin.

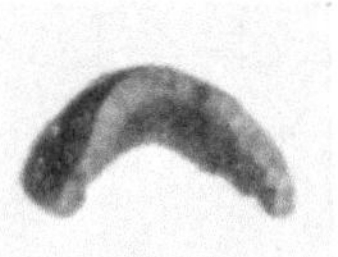

Abb. 13.
Stück eines Schalensteins aus oxalsaurem Kalk.

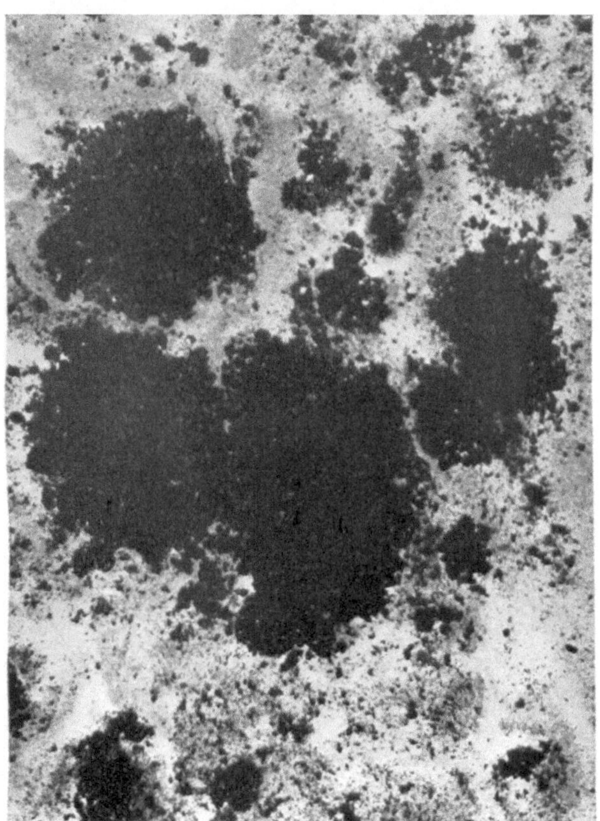

Abb. 14a. Bilirubinkalk in dem Schleimgerinnsel aus der nach einem cholangitischen Anfall entleerten Galle.

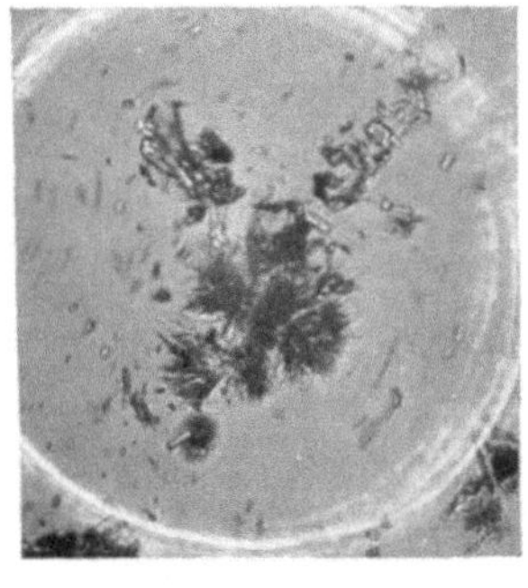

Abb. 16.
Krystalle von Bilirubinkalk.

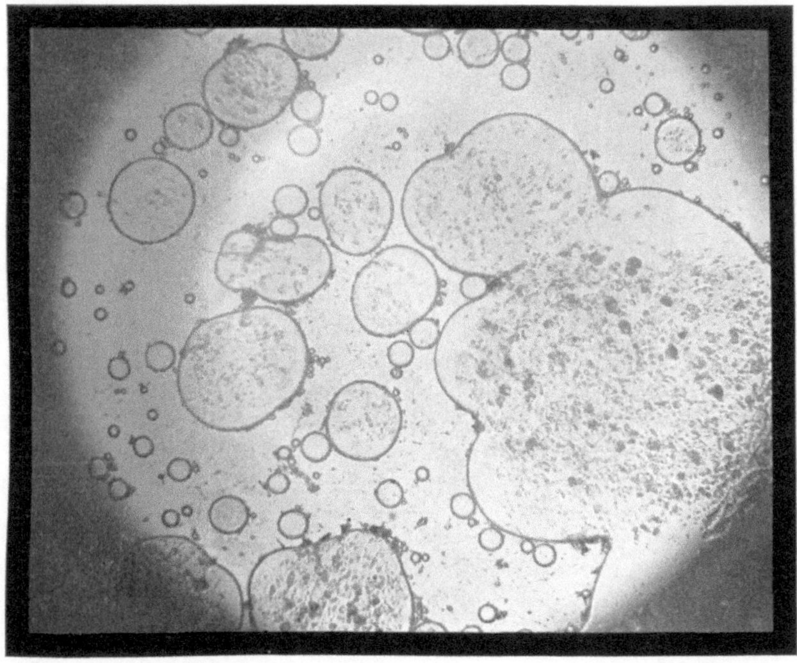

Abb. 17. Myelinbildungen mit aufgelagerten Cholesterinkrystallen aus dem auf einer Galle entstandenen Oberflächenhäutchen.

Verlag von Julius Springer in Berlin.

Sowohl die Bakterienhaufen, wie diese Gerinnsel waren mit teils amorphem, teils krystallinischem Bilirubinkalk (Abb. 16 auf Tafel VIII) inkrustiert.

Für die Ablagerungen des Bilirubinkalks gelten also dieselben Gesetze wie für die Ablagerungen der unlöslichen Kalksalze überhaupt. Die Anlagerung von Cholesterin aber erfolgt, was für die Entstehung der sogenannten reinen Cholesterinsteine von großer Bedeutung ist, durch seine Oberflächenaktivität.

Auf einer Fistelgalle hatte sich ein Oberflächenhäutchen gebildet, wie wir es auch im alkalischen Harn kennen gelernt haben. Ein Abklatschpräparat ergab, daß in dem Häutchen massenhaft große, runde und durch Bogenlinien begrenzte Tropfen lagen (Myelinbildungen), die an ihrer Oberfläche mit kleinen doppeltbrechenden Nadeln besetzt waren (Abb. 17 auf Tafel VIII). Mit Sudan III nahmen die Tropfen eine gelbrötliche Farbe an. Auf dem Boden des Gefäßes lagen in großen Mengen Gebilde der gleichen Art, aber von geringerer Größe.

Di Beobachtung, die bisher nur einmal gemacht wurde, zeigt, daß das Cholesterin sich an der Grenzfläche flüssig — gasförmig anreichert, und daß an der Grenzfläche Myelin — Galle eine zweite Adsorption vor sich geht, die in diesem Falle zu einer krystallinischen Ausscheidung geführt hat.

Die Anreicherung von Cholesterin in den von Naunyn beschriebenen sedimentartigen Massen und in den von Bacmeister abgebildeten Epithelzellen kann also auch durch einen Oberflächenvorgang erfolgen, und das ist das, was bei dem Stand unserer Kenntnisse als das Wahrscheinlichste bezeichnet werden muß.

5. Steinbildung in der Galle. Die Gallensteine bestehen im westentlichen aus Cholesterin, Bilirubinkalk, kohlensaurem Kalk und aus gefälltem Kolloid (Gerüstsubstanz). Es gibt Steine, die einen Steinbildner so vorwiegend enthalten, daß man von reinen Cholesterinsteinen usw. spricht. Während wir bei den Harnsteinen neben den unregelmäßigen, durch Zusammenbacken von Sedimenten entstandenen Formen die kunstvollen, konzentrisch geschichteten und radiär gestreiften Konkremente kennen gelernt haben, sind bei den Gallensteinen die Steine von Architektur in zwei Gruppen abzugrenzen, von denen die eine den genannten Harnsteinen gleicht, während die andere ein völliges Zurücktreten der konzentrischen Schichtung und ein markantes Überwiegen der radiären Struktur aufweist. Das sind die sogenannten reinen (radiären) Cholesterinsteine.

Auch in der Galle kommen strukturlose Gebilde, aus Bilirubinkalk oder kohlensaurem Kalk bestehend, vor.

Die Steine von konzentrischer Schichtung sind die häufigsten. Wie bei den Harnsteinen kann in den einzelnen Schichten die chemische Natur des versteinernden Materials wechseln, so daß schöne, farbenprächtige Bilder entstehen. Solche Steine finden sich in der Gallenblase oft in großer Menge, bis zu mehreren Tausenden. Charakteristisch ist, daß die Steine in einer Gallenblase fast stets die genau gleiche Struktur haben. Und besonders wichtig ist, daß ihr Kern stets aus einer braunen, mitunter geléeartigen, oft moosigen oder erdigen Masse besteht, in die die oben beschriebenen Sedimente eingelagert sind. Im frischen Zustande haben diese Steine einen sehr erheblichen Feuchtigkeitsgehalt. Sie enthalten, wie Kretz[114]) sehr richtig hervorhebt, Steinbildner, sicher Cholesterin, in gelöstem Zustande, das beim Eintrocknen der Steine auskrystallisiert. Die imbibierende Flüssigkeit verhält sich also anders wie Galle, die beim Eintrocknen keine Cholesterinkrystalle ausfallen läßt. Wir haben aber gesehen, daß in den Bezirken gefällter Kolloide eine erhebliche Cholesterinanreicherung stattfindet (Naunyn-Minkowski), so daß also in diesen Steinzentren andere Kolloidverhältnisse und andere Cholesterinkonzentrationen bestehen wie in der Galle selbst. Diese Steine sind relativ reich an Kolloid (Gerüstsubstanz). Es gilt ganz allgemein der Satz, daß Reichtum an Gerüstsubstanz und konzentrische Schichtung einander parallel gehen. Ihrer chemischen Zusammensetzung nach sind diese Steine gemischte Steine; sie enthalten Cholesterin, Bilirubinkalk, kohlensauren Kalk. Die äußere Form dieser Steine, die Bildung der Facetten, der dreistrahligen Hohlräume, der Spalten, haben Naunyn, Boysen[19]) und Kretz eingehend beschrieben. Diese Merkmale der fertigen Steine kommen für die Steinbildung nicht in Betracht, und ich bin mangels physikalischer Kenntnisse nicht imstande, mir über diese Dinge eine Meinung oder über die Meinung anderer ein Urteil zu bilden.

Die Steine von ausgeprägter radiärer Struktur und ohne konzentrische Schichtung sind die sogenannten Cholesterinsteine, die häufig als Solitärsteine vorkommen. Ihr Aussehen ist hinreichend bekannt. Ganz besonders hervorzuheben ist, daß sie fast stets ein braunes, erdiges Zentrum enthalten. Aschoff und Bacmeister sagen: „Im Zentrum finden sich dunkle, amorphe Massen zwischen den radiär gestellten Balken eingelagert. Sie füllen größere Lücken zwischen den Krystallen aus, und wo sie fehlen, ist die kristallinische Struktur des Steines eine dichtere. Eine krystallinische Anordnung zeigen diese Pigmentmassen nie, sie sind stets amorpher Natur" (S. 26). Die ganz kleinen Gebilde, die Naunyn beschreibt und die man als krystallinisch erstarrte, große Myelintropfen bezeichnen kann, haben dieses Zentrum nicht, auch die an der Gallenblasenschleimhaut hängenden Gebilde (s. Abb. 11 auf Tafel VI) sind frei davon. Der Gehalt der radiären Cholesterinsteine an Gerüstsubstanz ist sehr gering. Zwischen den radiär gestellten Cholesterinbalken finden sich kleine Mengen von Kalksalzen eingelagert. Dem Satz, daß Reichtum an Gerüstsubstanz und konzentrische Schichtung einander parallel gehen, ist hinzuzufügen, daß der Menge der Gerüstsubstanz auch der Kalkgehalt entspricht.

Um einen derartigen Cholesterinstein kann sich ein konzentrisch geschichteter Mantel von der diesem Bau notwendig zukommenden Zusammensetzung lagern.

Die Steinbildung beginnt mit dem Steinkern, mit dem wir uns zuerst beschäftigen müssen. Von außerordentlich seltenen Ausnahmen abgesehen, ist in allen Fällen von Gallensteinen der Steinkern braun, d. h. er ist ein Sediment, das vorwiegend aus geronnenem Kolloid mit eingelagertem Bilirubinkalk besteht. Die mikroskopische Untersuchung der Steinkerne lehrt, daß Cholesterinkristalle an Menge hinter dem Bilirubinkalk zurücktreten. Der Schleimpfropf, der aus der Gallenfistel der Patientin Schr. entleert wurde, zeigt, wie solche Steinkerne gleichzeitig in unendlich großer Zahl entstehen. Die Beobachtung, daß die gewöhnlichen Gallensteine in gewaltiger Zahl auftreten können, und die Häufigkeit der Gallensteine im Vergleich zu den Harnsteinen läßt darauf schließen, daß die Entleerung dieser Sedimente aus den Gallenwegen nicht so prompt vonstatten geht, wie die Entleerung der Harnsedimente. Ob die Gallenstauung in Wahrheit daran so schuldig ist, wie man gewöhnlich annimmt, ist nicht völlig sicher. Es ist zu beachten, daß die Gallenblasenschleimhaut durch ihre Zotten viel günstigere Verhältnisse zum Zurückhalten der Niederschläge bietet als die Auskleidung der Harnwege, und daß die Oberflächenbeziehungen, die das Haften ermöglichen, für die Galle ganz andere sind wie für den Harn. Diese Gallensedimente sind die Steinkerne. Und auch für die Galle gilt der Satz: Die Steinbildung ist ein Vorgang an einer fremden Oberfläche. Für die Galle kommen andere Fremdkörper als die endogenen Sedimente nur selten in Betracht. Hansemann[77]) und Kehr[101]) haben Konkrementbildung an Seidenfäden beobachtet.

An der fremden Oberfläche werden adsorptionsfähige Stoffe angereichert. Dieses Prinzip führt in der Galle zu den beiden Konkrementtypen. Handelt es sich um ein eiweißartiges Kolloid (Eiweiß, Mucin oder dergl.), so bildet sich wie bei den Harnsteinen eine Schicht, in der sich nach dem bekannten Prinzip genau wie bei den Harnsteinen unlösliche Stoffe ablagern. Diese Ablagerung geschieht wie in den meisten Sedimenten zunächst in amorpher Form. Welcher der unlöslichen Körper zur Ablagerung kommt, und warum in den verschiedenen Schichten die Natur des Versteinerungmaterials wechselt, läßt sich bisher nicht erklären. Es ist möglich, aber nicht sicher, daß die Zusammensetzung der Galle eine Rolle dabei spielt. Daß es sich nicht um zufälliges Geschehen handelt, sondern um eine uns bisher nicht bekannte Gesetzmäßigkeit, sehen wir daraus, daß alle gleichzeitig entstehenden Konkremente denselben Bau haben. Jedenfalls ist hier wie bei den Harnsteinen von Struktur das Formbestimmende die Gerüstsubstanz, die konzentrisch abgelagert wird (vgl. Eiweißsteine im Harn).

Derartige Kolloidkonkremente habe ich kürzlich in größerer Zahl in einer durch Operation gewonnenen Gallenblase gefunden*). Der Inhalt der Gallenblase war fest. Er bestand aus grünlichen Massen, auf denen weißliche Schleim- und Eiterflocken lagen, und zahlreichen kugeligen Gebilden von gelatinösem Aussehen, von der Größe einer Erbse bis zu der einer Kirsche. Die kleineren Gebilde waren von festerer Konsistenz als die größeren, aber immer noch weich. Im Quetschpräparat und auf dem Schnitt zeigten sie eine deutliche konzentrische Schichtung; eine Inkrustierung mit Kalksalzen u. a. bestand nicht.

*) Den Herren Kollegen von der chirurg. Klinik und Herrn Kollegen Döring bin ich für die Überlassung von Untersuchungsmaterial zu großem Dank verpflichtet.

Bei dem zweiten Typus der Gallensteine, den radiär gebildeten, wird im wesentlichen Cholesterin adsorbiert, dessen Oberflächenaktivität wir oben kennen gelernt haben. Dieser Stoff hat im Gegensatz zur Gerüstsubstanz die Eigenschaft, schön und schnell zu krystallisieren. Da nun an dem kugeligen Zentrum die Krystalle, vermutlich aus einem primären amorphen Stadium (Myelin) anschießen, so macht die radiäre Anordnung und das radiäre Wachstum dem Verständnis keine Schwierigkeiten. Daneben wird in geringer Menge Gerüstsubstanz adsorbiert, die den Boden für die Ablagerung unlöslicher Kalksalze bildet. Radiär und konzentrisch gebildete Gallensteine entstehen also auf gleiche Weise. Die Differenz im Aussehen ist die Folge der Krystallisationsfähigkeit des primär adsorbierten Cholesterins.

Auch bei den gewöhnlichen Gallensteinen findet sich eine feine radiäre Zeichnung in den älteren, inneren Schichten. Es gehen also in den konzentrisch angelegten Steinen noch Umlagerungen vor sich. Meckel von Hemsbach hat die These aufgestellt, daß die Gallensteine einer fortdauernden Metamorphose unterliegen, daß eine Cholesterininfiltration stattfindet, daß das Cholesterin die anderen Bestandteile des Steins, den Bilirubinkalk, verdrängt, und daß die reinen Cholesterinsteine sekundäre Gebilde sind. Naunyn, Boysen und Kretz haben sich dieser Auffassung angeschlossen, während nach der Meinung von Aschoff und Bacmeister alle Gallensteine auf primärer Bildung beruhen.

Die Cholesterininfiltration der Steine soll vermittels feiner Kanäle erfolgen, die in den Konkrementen zu finden sind. Dieser Vorgang, der zu einer Cholesterinfüllung des Steines führen würde, ist durchaus möglich, aber für die Steingenese ohne jede prinzipielle Bedeutung. Daß dieses eindringende Cholesterin aber andere Bestandteile des Steines verdränge, ist eine ganz unbewiesene Hypothese, der jede Wahrscheinlichkeit fehlt. Der Umstand, daß man kleine Konkremente vom Typus der radiären Cholesterinsteine nie gefunden hat, beweist nichts gegenüber der praktisch völligen Unlöslichkeit des Versteinerungsmaterials. Wir haben oben darauf hingewiesen, daß die primäre Lösung in der Galle vermittelt wird durch die Art der Sekretion, bei der die Steinbildner in den innigsten Konnex mit den Schutzkolloiden kommen. In einem fertigen Konkrement, in dem die Ablagerungen in Gerüstsubstanz, d. h. in Kolloid, das unserem Wissen nach irreversibel gefällt ist, eingelagert sind, kann — zumal bei der minimalen Flüssigkeitsbewegung im Stein — von einer Löslichkeit (Verdrängung) gar keine Rede sein. Eine Metamorphose im Stein existiert nur in dem Umfange, daß primär amorph abgelagerte Massen allmählich krystallinisch werden und dann wie in den Harnsteinen sich radiär richten. Eine andere Umbildung existiert in den Gallensteinen ebensowenig wie in den Harnsteinen. Die Auffassung von Aschoff und Bacmeister von der primären Bildung aller Steine ist zweifellos die ausschließlich richtige.

Es bleibt nunmehr noch, als ein Punkt von großer Wichtigkeit, zu besprechen, warum in dem einen Falle primär Gerüstsubstanz, im anderen primär Cholesterin angelagert wird. Und dieser Punkt führt uns auf die in letzter Zeit viel besprochene Frage der ätiologischen Genese der Gallensteine. Aschoff hat die These aufgestellt, daß die radiären Cholesterinsteine ohne Entzündung entstehen, während die geschichteten Steine entzündlicher Herkunft sind.

Im Anschluß an Meckel und Naunyn hatte man lange Zeit alle Steine als die Folge eines Katharrhs der Gallenwege angesehen. Aschoff hat darauf aufmerksam gemacht, daß der Verschlußstein oft ein Cholesterinstein, die übrigen Steine Pigmentkalksteine sind. Der Cholesterinstein, der nach Aschoffs Meinung auf Grund einer einfachen Gallenstauung entstanden ist, erleichtert, wenn er sich im Ductus choledochus eingeklemmt hat, die bakterielle Infektion und wird damit zur Ursache der Gallenblasenentzündung und der multiplen Pigmentkalksteinbildung (Aschoff).

Kretz hält es für ganz ausgeschlossen, daß die Steine sich in der Blase hinter dem Cholesterinstein gebildet hätten, weil die notwendige Zufuhr an pigmentführender Galle unter den Bedingungen, die Aschoff annimmt, fehlen müßte.

Kretz hat beim Kaninchen und beim Hund durch Einlegen aseptischer Seidenfäden, die durch die Gallenblasenwand durchgestochen wurden, nur Pigmentkalkniederschlag in Form kleiner Röhrensteine erhalten. Damit scheint also bewiesen, daß auch Bilirubinkalksteine aseptisch entstehen können. Nach Bacmeister bilden sich diese sowohl mit wie ohne Entzündung.

Aschoff schließt auf die aseptische Genese dieser Gallensteine aus dem Fehlen von Krankheitssymptomen. Kretz bemerkt, daß Krankheitserscheinungen bei Gallensteinträgern nur eintreten, wenn die Steine wandern oder eine Infektion erfolgt. Wenn in der Gallenblase alter Leute ein radiärer Cholesterinstein sich findet, ohne daß Anzeichen einer früheren Cholecystitis bestehen, so beweist das nichts für eine aseptische Bildung dieses Konkrements. Es werden bei so vielen Sektionen gemischte Steine in Gallenblasen gefunden, und es wäre wichtig und interessant, festzustellen, wie oft noch in solchen Fällen Residuen von Entzündungen bestehen.

Die Lehre der aseptischen Steinbildung, wie sie Aschoff aufgestellt hat, hat aber die große Lücke, daß er den Steinkern nicht berücksichtigt, der bei allen Konkrementen ganz oder nahezu identisch ist. Die Steinbildung beginnt bei dem Steinkern. Und die Frage lautet: „Bilden sich die Steinkerne auf entzündlicher oder nicht entzündlicher Basis?“ Eine präzise Beantwortung dieser Frage kann nicht gegeben werden. Aber ich zweifle nicht, daß beide Wege möglich sind. Was dann an dem Steinkern erfolgt, ob Cholesterin radiär oder Kolloid konzentrisch angelagert wird, kann von dem Kolloidreichtum der Galle abhängen, der bei entzündlichen Zuständen sicher größer ist. Aber zwingend ist diese Folge durchaus nicht. Die Adsorption ist bekanntlich sehr weitgehend spezifisch. Und es ist wohl denkbar, daß bei einer besonderen, nicht näher zu definierenden Beschaffenheit des Steinkerns die Oberflächenaktivität des Cholesterins eine größere ist als die derjenigen Kolloide, die die Gerüstsubstanz bilden. Andererseits ist auch die normale Galle reich genug an Kolloiden, um zur Bildung eines Steins der Art Veranlassung zu geben, wie sie in dem viel kolloidärmeren Harn sicher auch ohne Entzündung erfolgt.

Ich sehe bisher gar keine Möglichkeit, die Steine nach ihrer ätiologischen Genese einzuteilen, und glaube auch nicht, daß es in absehbarer Zeit gelingen wird, hier weiterzukommen. Eine genauere Kenntnis der Entmischungsvorgänge, die in der Galle zu Sedimenten (Steinkernen) führen, und gar die Kenntnis der Oberflächenbeziehungen dieser Steinkerne zu den Steinbildnern ist vorläufig nicht zu erreichen. Aber es erscheint nicht zweifelhaft, daß überhaupt Gallensteine auch ohne Entzündung entstehen, und die These von Aschoff, daß der radiäre Cholesterinstein auf aseptischem Wege sich bilde, ist mit seiner Kolloidarmut sehr wohl vereinbar, aber auch dadurch nicht streng bewiesen.

Für die entzündliche Ätiologie der kalkreichen Steine wird als Grund angeführt, daß die Galle bei Cholecystitis und Cholangitis infolge des übertretenden Exsudates kalkreicher werde. Dochmann[48]) fand nach dem Verschluß des Ductus choledochus bei Hunden um so größere Kalkmengen und gleichzeitig um so geringere Natriummengen, je länger er die Galle künstlich anstaute. Die Arbeit von Dochmann ist russisch publiziert und wird nach einem Referat in Malys Jahresbericht zitiert, das keine Zahlen mitteilt.

Eine Beobachtung, die ich meinem Kollegen Doering verdanke, zeigt, daß hinter einem Steinverschluß Entmischungen der Galle vor sich gehen. Es handelte sich um einen Patienten, dessen Ductus cysticus durch einen großen Stein völlig verschlossen war. Es bestand ein großer Hydrops der Gallenblase, aus dem sich ein Sediment von dicker, teerartiger, mit etwas Blut vermischter Galle abgesetzt hatte. Diese Galle enthielt eine große Menge bereits makroskopisch sichtbarer, tafelförmiger Cholesterinkrystalle, zum Teil von ansehnlicher Größe, zum Teil in Haufen zusammenliegend, und große Mengen von Bilirubinkalk, aber keine anorganischen Kalkniederschläge.

Wenn man den Kalkgehalt der in Betracht kommenden Körperflüssigkeiten ansieht, so wird klar, daß Galle durch Zuströmen von Serum oder Exsudat kaum kalkreicher werden kann.

1000 Teile enthalten	g Ca
Fistelgalle des Menschen (Jakobson[96])	0,143
Blutserum „ „ (Hammarsten[76]) . . .	0,1108
Lymphe aus dem Ductus thoracicus des Menschen (Munck und Rosenstein[150])	0,108
Eiterserum (Hoppe-Seyler[89])	0,119—0,189.

Winternitz[223]) findet in einer hydropischen Gallenblasenflüssigkeit 0,0116 g CaO in 100 ccm, d. i. 0,0844 g Ca in 1000 ccm. Er meint, daß von einer Beziehung zur Steinbildung bei dem außerordentlich geringen Kalkgehalt nicht gut die Rede sein kann.

In der oben erwähnten stark eingedickten Galle, die von teerartiger Beschaffenheit war und große Mengen von Bilirubinkalk und Cholesterinkrystallen enthielt, betrug der Kalkgehalt (bestimmt als Sulfat nach Neumann-Veraschung) 0,3518 g Ca auf 1000 g.

Untersuchungen über den Kalkgehalt der Lebergalle des Menschen sind anscheinend nur sehr spärlich und seit langen Jahren nicht angestellt. Eine Feststellung, ob bei Entzündung der Gallenwege der Kalkgehalt zunimmt, existiert überhaupt nicht*). Da aber die Galle an sich sehr reich an Kalk ist, so kann aus ihr eine Verkalkung von gefällten kolloidalen Massen erfolgen. Und wenn solche Fällungen ohne Entzündung eintreten, so können auch kalkhaltige Konkremente ohne Entzündung entstehen.

---

*) Anmerkung bei der Korrektur. Wir sind mit der Untersuchung dieser Frage beschäftigt. Einige Analysen können hier bereits mitgeteilt werden:

1. Galle des Pat. Schr. (S. 74), entleert unmittelbar nach einem cholangitischen Anfall.
   250 ccm sehr dünner Galle. Trockenrückstand 1,138 Proz.
   In 1000 ccm Galle sind 0,0758 g Ca.
   Das Schleimgerinnsel (Trockensubstanz 0,9225 g) enthält 3,15 mg Ca.
2. Pat. J. (Chir. Klinik) Cholecystektomie. Gallenblasenschleimhaut stark gerötet. In der Gallenblase 4 größere und 25 kleine Steine (Herdensteine).
   8,65 g Galle enthalten 0,94 mg Ca.
   In 1000 g 0,1088 g Ca.
3. Gallenblaseninhalt (S. 77). In der Gallenblase eine größere Anzahl bunter Gallensteine.
   Trockenrückstand 8,40 Proz.
   1000 g des Gallenblaseninhalts enthalten 0,1196 g Ca.

Trotz der zum Teil schweren entzündlichen Prozesse in diesen Fällen bestand keine Vermehrung des Kalkgehalts der Gallen und des Gallenblaseninhalts.